Eva Hokenbecker-Belke

Ausgebrannt – Ein Ratgeber für Mitarbeiter und Führungskräfte zur Burnout-Prävention in personenzentrierten Dienstleistungsberufen

Pflege und Gesundheit

herausgegeben von

Prof. Dr. Regina Lorenz-Krause

Band 2

LIT

Eva Hokenbecker-Belke

Ausgebrannt – Ein Ratgeber für Mitarbeiter und Führungskräfte zur Burnout-Prävention in personenzentrierten Dienstleistungsberufen

LIT

Bibliografische Information der Deutschen Nationalbibliothek
Die Deutsche Nationalbibliothek verzeichnet diese Publikation in der
Deutschen Nationalbibliografie; detaillierte bibliografische Daten sind
im Internet über http://dnb.d-nb.de abrufbar.

ISBN-10: 3-8258-0112-8
ISBN-13: 978-3-8258-0112-0

© LIT VERLAG Berlin 2007
Auslieferung/Verlagskontakt:
Fresnostr. 2   48159 Münster
Tel. +49 (0)251–62 03 20   Fax +49 (0)251–23 19 72
e-Mail: lit@lit-verlag.de   http://www.lit-verlag.de

„Gesundheit wird als die Fähigkeit verstanden, kreativ mit sich und seiner Umwelt umzugehen"

Quelle: Handbuch der Salutogenese (S.1)

Geleitwort

Nicht nur die „Opfer" des Burnout müssen handeln, sondern auch die wirtschaftlich und personell Verantwortlichen!

Obgleich die meisten Menschen, die in sozialen und personenbezogenen Dienstleistungsberufen arbeiten, vorwiegend eine überaus positive Einstellung bezüglich der Arbeit am und mit Menschen „umtreibt", scheinen gerade die besonders Engagierten unter ihnen eher auszubrennen.

Wie die neue NEXT-Studie (Nurses'early exit study/Wuppertal 2005) gerade gezeigt hat, klafft genau hier die Lücke zwischen der originären Berufsmotivation insbesondere der Pflegeberufe und dem realen schlechten Image sowie den sich weiterhin verschärfenden Arbeitsbedingungen in Kliniken und Altenheimen weit auseinander!

Um weiterhin an einer humanen Arbeitswelt und hier insbesondere im Bereich der sozialen und gesundheitlichen Dienstleistungen mitwirken zu können, hat Eva Hokenbecker mit ihrem vorliegenden Buch „Ausgebrannt – Ein Ratgeber für Mitarbeiter und Führungskräfte zur Burnout-Prävention in personenzentrierten Dienstleistungsberufen" konkrete Vorschläge zur Entwicklung von Präventionsmöglichkeiten und Maßnahmen gegen das Burnout-Syndrom formuliert.

Diese konkreten Ansätze bleiben eben nicht auf der individuellen Ebene des Betroffenen „verhaftet", auch wenn diesem erneut eine angemessene Portion Selbstverantwortung für die eigene Gesundheit und damit für eine Burnout-Prävention zurückgegeben wird. Das besondere der vorliegenden Konzepte ist hier, dass nicht nur den Mitarbeitern, sondern vor allem den Leitenden und Personalverantwortlichen im personenzentrierten Dienstleistungssektor ihre Verantwortung hinsichtlich Burnout-Prävention für ihre Mitarbeiter und Mitarbeiterinnen verdeutlicht wird.

Konkrete Vorschläge aus der modernen Organisations- und Personalentwicklung im Sinne der „lernenden Organisation", einer mitarbeiterorientierten Entwicklung von Organisationsstrukturen sowie Laufbahnplanung einschließlich einer kontinuierlichen Motivationsarbeit stellen ein Bündel von sinnvollen Maßnahmen dar, die in Kombination miteinander positive Effekte zeigen. So steht beispielsweise die Qualifikation des Personals mit der Förderung nicht nur der Fach- und Methodenkompetenz, sondern vor allem der eigenen Sozial- und Personalkompetenz für einen effektiveren Umgang mit anderen in der sozialen Kommunikation (z.B. mit Mitarbeitern, Klienten) im Mittelpunkt der Betrachtung.

Was hier als „Luxusmaßnahme" bei knapper werdenden personellen Ressourcen erscheint, liegt vor allem Leitenden und Personalverantwortlichen im personenbezogenen Dienstleistungssektor „echt am Herzen".
Sie können auf neue Marktanforderungen nur mit einem Human Capital reagieren, das nicht nur sein erforderliches Fachwissen in der jeweiligen Branche, sondern vor allem seine persönlichen Fähigkeiten kundenorientiert einzubringen versteht.
Mit personalorientierten Präventionsansätzen, die dieses Buch aufzeigt, könnten wir gemeinsam die hier zu zitierenden Hauptziele:

- die Humanisierung der Arbeitswelt, um mehr Raum für die Persönlichkeitsentwicklung und Selbstverwirklichung der Mitarbeiter und Mitarbeiterinnen zu schaffen und
- die Erhöhung der Leistungsfähigkeit der Organisation sowie mehr Flexibilität, Veränderungs- und Innovationsbereitschaft

erreichen.

So hat sich auch die Forschungsgruppe Pflege und Gesundheit als Herausgeberin der gleichnamigen Schriftenreihe zum Ziel gesetzt, durch Forschungs- und Beratungsprojekte neue Erkenntnisse für den personenbezogenen Dienstleistungssektor sowie für den Gesundheitsmarkt zu gewinnen. Zudem werden vor allem konkrete Vorschläge für die Mitgestaltung realer Arbeitsbedingungen für die Mitarbeiter und entsprechende Heilungsbedingungen sowie für das Versorgungsmanagement der Betroffenen gemacht.

Im Bereich der Schwerpunktsetzung Prävention und Rehabilitation setzen wir genau hier an, um zum einen mit unserem „Grasroot-Approach" die Bedürfnisse der Betroffenen (Mitarbeiter, Klienten, Patienten, Angehörige) zu erfassen, zum anderen arbeiten wir in Kooperation mit Leistungserbringern wie Kliniken, Altenheimen als auch Kostenträgern (Krankenkassen,

Geleitwort

BfA), um mitgestaltend auf das sich neu strukturierende Gesundheitssystem einzuwirken.

Die Verantwortung für die eigene Gesundheit liegt zum einen in der Hand des Einzelnen, zum anderen sind wir alle gemeinsam dafür verantwortlich (z. B. durch die Schaffung von Angeboten und durch Kurse im Bereich Health-Management und Health Coaching). Gesellschaftlich sind wir genau an dieser Stelle gefordert, wo es nicht nur um die Abwendung eines individuellen Leids (z.B. Prävention chronischer psychischer Erkrankung wie Depression, die aus einem Burnout entstehen kann) geht. Es handelt sich genau genommen um den gesamtgesellschaftlichen und volkswirtschaftlichen Nutzen von Präventionsmaßnahmen in diesem sich herauskristallisierenden neuen Handlungsfeld.

Genau hier können durch einen ganzheitlichen Ansatz der Personal- und Organisationsentwicklung, wie ihn Eva Hokenbecker hier vorstellt, eben unnötige Kosten durch das Herausfallen engagierter und eigentlich innovativer Kräfte aus dem Leistungsgeschehen vermieden werden.

Prof. Dr. Regina Lorenz-Krause   Münster, den 04.10.2006

Forschungsgruppe Pflege und Gesundheit

Vorwort

Das „Gerüst" dieses Textes entstammt ursprünglich meiner Diplom-Arbeit mit dem Titel: *„Möglichkeiten der Burnout-Prävention bei Pflegekräften - unter besonderer Berücksichtigung des Ansatzes von Patricia Benner zur Entwicklung von Pflegeexperten"*. Der Inhalt wurde jedoch nachträglich auf Berufe des Gesundheits- und Sozialwesens ausgeweitet, aufgrund der vergleichbaren Ergebnisse und Erkenntnisse. Durch die ursprünglich eingegrenzte Thematik finden sich an einigen Stellen weiterhin Beispiele aus der Berufspraxis der Pflegenden, an denen es abwegig gewesen wäre, den Text zu verallgemeinern.

An manchen Stellen wird im Wortlaut explizit das „Krankenhaus" als Arbeitsstätte für Mitarbeiter des Sozial- und Gesundheitswesens genannt. Hierbei sind jedoch immer auch alle anderen Organisationen und Einrichtungen des Dienstleistungssektors inbegriffen mit Kunden-/Klientenbezug wie z.B. Kindergärten, Kindertagesstätten, Kinder-, Jugend-, Altenheime, Beratungsstellen, Sozialdienststellen, Serviceberufe usw.

Im folgenden Text wird in manchen Fällen die männliche Form der Anrede benutzt, in manchen Fällen die weibliche und häufig der Plural. Die Begriffe „(Berufs-) Experte", „Pflegeexperte", „Arbeitgeber", „Mitarbeiter", „Kollege", „Klient" und „Patient" werden geschlechtsneutral verwendet.

In jedem Fall sind stets Angehörige beiden Geschlechts mit angesprochen und einbezogen.

Danksagung

Mein ganz herzlicher Dank gilt den neun PatientInnen, die sich dazu bereit erklärt haben, an den Interviews teilzunehmen. Ohne sie wäre die Erstellung dieser Arbeit nicht möglich gewesen.

Inhaltsverzeichnis

Seite

GELEITWORT		**II**
VORWORT		**V**
INHALTSVERZEICHNIS		**VI**
ABBILDUNGSVERZEICHNIS		**VIII**
TABELLENVERZEICHNIS		**VIII**
ABKÜRZUNGSVERZEICHNIS		**IX**
1	**EINLEITUNG**	**1**
2	**GESELLSCHAFTLICHE BEDINGUNGEN UND GRUNDLAGEN**	**5**
3	**DAS BURNOUT-SYNDROM**	**13**
3.1	Burnout: Entwicklung	13
3.2	Entstehung und arbeitsweltlicher Hintergrund	16
3.2.1	Stress	16
3.2.2	Belastungsfaktoren im Sozial- und Gesundheitssektor	16
3.3	Entwicklungsstand der Burnout-Forschung in Deutschland am Beispiel der Krankenpflege	18
3.3.1	NEXT-Studie	19
3.3.2	REPOSTA-Projekt	20
3.3.3	Modellprojekt „Pflege der Profis"	22
4	**THEORETISCHER RAHMEN**	**24**
4.1	Der salutogenetische Ansatz von Aaron Antonovsky	25
4.2	Berufliche Qualifikation und Kompetenz	30
4.3	Die Entwicklung zum Pflegeexperten nach Patricia Benner	31
4.4	Verknüpfung der Ansätze	38
5	**METHODEN**	**40**
5.1	Methodenwahl und Begründung	40

5.2	**Methodisches Vorgehen**	**42**
5.2.1	Datenerhebung und Aufbereitung des Materials	42
5.2.2	Datenanalyse	47

6 EMPIRISCHES FELD 51
6.1	Rahmenbedingungen Kurklinik Möhnesee	51
6.2	GiGS-Programm	52

7 ERGEBNISSE 54
7.1	Burnout: Ursachen	54
7.2	Burnout: Symptome und Folgen	58
7.3	Burnout: Prävention allgemein	60
7.4	Organisations- und Personalentwicklung: Maßnahmen	63

8 BURNOUT-PRÄVENTION UND BEWÄLTIGUNGSSTRATEGIEN 66
8.1	Bewältigungsstrategien vor der Reha-Maßnahme	66
8.2	Bewältigungsstrategien in/nach der Reha-Maßnahme	68
8.3	Verhaltensänderungen	71

9 EMPFEHLUNGEN 73
9.1	Empfehlungen für die Organisation	75
9.2	Empfehlungen für die Mitarbeiter	80

10 FAZIT 85

LITERATURVERZEICHNIS X

Abbildungsverzeichnis

Seite

Abb.1: Krankenstandswerte 2004 in den neun Wirtschaftsgruppen mit besonders hohem Anteil von DAK-Mitgliedern 7
Abb.2: AU-Tage aufgrund psychischer Störungen 2004 in den Wirtschaftsgruppen mit besonders hohem Anteil von DAK-Mitgliedern 8
Abb.3: Entwicklung von AU-Tagen, Erkrankungsfällen und Betroffenenquote aufgrund psychischer Störungen 9
Abb.4: Veränderung des AU-Volumens 2004 in Relation zu 1997 nach Diagnosekapiteln bzw. Hauptgruppen 10
Abb.5: Symptome des Burnout-Syndroms 14
Abb.6: Burnout im Gesundheitssektor: Ursachen und Belastungen 17
Abb.7: Das Gesundheits-Krankheits-Kontinuum 26
Abb.8: Gegenüberstellung und Verknüpfung der beiden Ansätze des theoretischen Rahmens 39
Abb. 9: Ablaufmodell des problemzentrierten Interviews 47
Abb. 10: Burnout-Prävention auf drei Ebenen 62
Abb. 11: Verantwortungsbereiche für OE- und PE-Maßnahmen 65
Abb. 12: Individuelle Bewältigung 70
Abb. 13: Der Vertrauenskreislauf 77
Abb. 14: Kompetenzen der Pflegeexperten 84

Tabellenverzeichnis

Tabelle 1: Arbeitsmaske Interviewauswertung, 1. Reduktion 50
Tabelle 2: Arbeitsmaske Interviewauswertung, 2. Reduktion 50

Abkürzungsverzeichnis

Abb.	Abbildung
Anm.	Anmerkung
AT	Autogenes Training
AU	Arbeitsunfähigkeit
Bd.	Band
Bsp.	Beispiel
bzw.	beziehungsweise
ca.	circa
DAK	Deutsche Angestellten Krankenkasse
d.h.	das heißt
ebd.	ebenda
et. al.	und andere
etc.	et cetera
f.	und die folgende Zeile
ff.	und folgende Zeilen
ggf.	gegebenenfalls
MAV	Mitarbeitervertretung
OE	Organisationsentwicklung
PC	Personal Computer
PE	Personalentwicklung
PM	progressive Muskelentspannung
Reha	Rehabilitation
S.	Seite
s.	siehe
SOC	Sense of Coherence
sog.	so genannte
s.u.	siehe unten
u.a.	unter anderem
USA	United States of America
u.U.	unter Umständen
usw.	und so weiter
vgl.	vergleiche
Vj.	Versichertenjahre
z.B.	zum Beispiel

1 Einleitung

Als Folge der aktuellen gesamtgesellschaftlichen Entwicklungen ist die Beschäftigungsstruktur Deutschlands in den letzten Jahren einem Wandel unterlegen, von einer Produktions- hin zu einer Dienstleistungsgesellschaft. Arbeitsplätze im Dienstleistungssektor sind dadurch gekennzeichnet, dass die Interaktion mit anderen Menschen im Mittelpunkt der Arbeitsaufgabe steht. Der soziale Anteil durch den Kontakt mit Kunden und Klienten hat einen erhöhten Stellenwert. Organisationen sind darum bemüht, eine hohe Kundenzufriedenheit zu erreichen und erwarten dabei von ihren Mitarbeitern, dass sie durch eine gezielte Kundenorientierung zur Verwirklichung dieser Ziele beitragen.

Die bundesweiten wirtschaftlichen Entwicklungen gehen demgegenüber mit einem beschränkten Angebot an finanziellen Ressourcen einher. Von diesen Entwicklungen bleibt infolgedessen auch der Dienstleistungssektor nicht verschont. Krankenhäuser und andere Sozial- und Gesundheitseinrichtungen müssen sich effektiv an die erforderlichen Veränderungen anpassen.

Aufgrund der finanziellen Situation stehen die Organisationen unter einem enormen Druck. Dieser Sachverhalt hat im Laufe der letzten Jahre sowohl in Dienstleistungsberufen als auch in der Sozial- und Gesundheitspolitik zahlreiche Bewegungen und Umstrukturierungen mit sich geführt.

Viele Strategien der Wirtschaft wie z.B. Organisationsentwicklung, Personalentwicklung, Einführung von Qualitätsmanagement-Systemen oder die Anwendung von Prozessabläufen sind in die Systeme der Einrichtungen des Sozial- und Gesundheitswesens übertragen worden. Diese ökonomischen Interessen der Institutionen beeinflussen in vielfältiger Weise die Gesundheit der Mitarbeiter.

Von dem Wandlungsprozess ist folglich auch das Personal betroffen. Das bisher vorwiegende „Nebeneinander" der unterschiedlichen Berufsgruppen entwickelt sich in Richtung Interdisziplinarität, Teamarbeit und multiprofessionellem Zusammenwirken. Spezialisiertem Personal kommt hierbei eine erhöhte Bedeutung zu, denn die Organisationen sind darum bemüht, qualifizierte Kräfte zu halten oder zu gewinnen. Dessen ungeachtet ist jeder Dienstleistungsberuf in den Prozess der Rationalisierung und Leistungsmaximierung einbezogen (Personalkürzungen, Stellenabbau, Steigerung der Produktivität etc.). Zahlreiche Mitarbeiter belastet das Ausmaß der aktuellen Gesetzgebung und die Einflussnahme äußerer, aufdiktierter Bestimmungen. Hieraus resultieren zunehmende Vorschriften, Kontrollmechanismen und

Einleitung

Qualitätssicherungsmaßnahmen, die die Eigenkontrolle der einzelnen Berufsgruppen verhindern. Psychische Arbeitsbelastungen wie beispielsweise Zeitdruck und erhöhte Arbeitsintensität werden unter den genannten Umständen zu einem wesentlichen Problem.

Bei der Berufsgruppe der Pflegenden soll sich beispielsweise unter diesen Bedingungen ein wachsendes Standesbewusstsein herausbilden, um sich in der Zusammenarbeit mit dem multidisziplinären Team behaupten zu können. Die Zahl der ‚Pflegenden' stellt die größte Gruppe im Gesundheitswesen dar und der Bedarf an professionellen Pflegekräften steigt aufgrund der demografischen Entwicklung der Bevölkerung immer weiter an. Dennoch kann ihr Status bis heute *nicht* dem breiten Spektrum an Verantwortlichkeit und für die Ausübung des Berufes notwendigen Kompetenzen als angemessen bezeichnet werden.

Für die Vollendung der Entwicklung bis hin zum Berufsexperten bedeutet dies für die Mitarbeiter in Dienstleistungsberufen, Sozial-, Methoden- und Fachkompetenzen aufzubauen und konsequent zu fördern.

Eine erweiterte Kompetenz in allen relevanten Bereichen führt zu größeren Handlungs-, Entscheidungs- und Gestaltungsspielräumen und damit zu mehr Selbstständigkeit und Unabhängigkeit von anderen Berufsgruppen. Zugleich wirkt sie sich positiv auf das persönliche Wohlbefinden aus.

Die Entwicklung zum Experten und die damit verbundene Professionalisierung sind somit Wege, um das berufliche Wirken durch Kooperation und Teamarbeit aus Fremdbestimmungen zu lösen und in selbstbestimmtes und eigenverantwortliches Arbeiten zu überführen. Dieser Prozess fördert das Selbstbewusstsein, indem er die eigene Berufsidentität stärkt und die Anfälligkeit für Stress wird gleichzeitig gemindert.

Neben diesen berufspolitischen Faktoren sind auch die Arbeitgeber aufgefordert, die notwendigen *Rahmenbedingungen* für die Mitarbeiter so zu gestalten, dass ein gesundes und gesundheitsförderndes Arbeitsklima entsteht. Dazu gehören beispielsweise eine humane Gestaltung der Arbeitszeiten, Schutz und Förderung des Personals, soziale Unterstützung etc.

Erst durch ein „gesundes" Betriebsklima wird die Voraussetzung dafür geschaffen, dass die Mitarbeiter sich dem Unternehmen gegenüber verbunden und verpflichtet fühlen und über lange Zeit dort zufrieden tätig bleiben. Nur unter diesen Umständen findet eine Entwicklung bis hin zum Berufsexperten statt.

Die vielfältigen Kompetenzen der Mitarbeiter des Sozial- und Gesundheitswesens beziehen sich dabei nicht nur auf die Pflege und Beratung von Klienten, sondern auch auf den Umgang mit der eigenen Person und der *Selbstpflege*. Eigenständige Gesundheitsförderung ist ein Lernprozess, der ein Umdenken in vielen Bereichen des alltäglichen Lebens erfordert.

Das vorliegende Buch „Burnout-Prävention im Dienstleistungssektor" will das Bewusstsein für persönliches Gesundheitsverhalten wecken und Strategien aufzeigen, wie Arbeitnehmer im Dienstleistungsbereich Belastungen, die aus ihrer beruflichen Situation entstehen, abbauen können. Dabei geht es vorrangig um die Frage, auf welche Bewältigungsstrategien sie selbst zurückgreifen können, um präventiv tätig zu werden und ihr physisches und psychisches Wohlbefinden zu stärken. Ebenso soll geklärt werden, welche Motivation die Nutzung der individuellen Selbstpflege begünstigt und welche Aspekte die Vernachlässigung der eigenen Person fördern.

Gerade in der beruflich bedingten Interaktion mit anderen Menschen (Kunden, Klienten, Patienten, Schülern etc.) kommt dem Umgang mit eigenen Emotionen eine erhöhte Bedeutung zu und stellt sich gelegentlich als Problemfaktor dar. Häufig werden eigene Gefühle und private Sorgen übergangen und der Mitarbeiter strahlt nach außen Freundlichkeit gegenüber anderen Menschen aus, obwohl dies nicht mit seiner inneren Gefühlslage übereinstimmt. Eine zusätzliche Belastung ist diesbezüglich der Umgang mit Sympathie und Antipathie gegenüber den Klienten. Trotz Konflikten mit „schwierigen" Personen muss der Mitarbeiter im Sinne der Kundenorientierung seines Unternehmens Freundlichkeit bewahren und seine tatsächlichen Emotionen oftmals unterdrücken.

„Burnout", das so genannte „Ausbrennen", steht in direktem Zusammenhang mit fehlenden Selbstpflegepotenzialen sowie mit biografischen Faktoren eines Individuums, in der Regel oft in Verbindung mit Missständen am Arbeitsplatz.

Nachstehend erfolgt ein Überblick über den Aufbau der Arbeit:

In **Kapitel 2** werden die Rahmenbedingungen dargestellt, welche die Entwicklung des Burnout-Syndroms, einem *„Phänomen der modernen Zeiten"*, wie ein Interview-Partner[1] es formuliert hat, beeinflusst haben.

In **Kapitel 3** wird das Burnout-Syndrom mit seiner Entstehung und seinen arbeitsweltlichen Hintergründen beleuchtet. Darüber hinaus wird der aktuel-

---

[1] Interview B1, Zeile 174

Einleitung

le Stand der Burnout-Pflegeforschung in Deutschland beschrieben. **Kapitel 4** behandelt den theoretischen Rahmen, der bei dieser Arbeit aus dem Konzept der Salutogenese von Aaron Antonovsky und der Theorie von Patricia Benner (Entwicklung zum Pflegeexperten) gebildet wird. Im **5. Kapitel** befindet sich der Methoden-Teil mit Ausführungen zur Datenerhebung, Datenauswertung und Datenanalyse. Zur Datenerhebung wurden neun qualitative Interviews mit burnout-betroffenen Personen geführt.

In **Kapitel 6** wird das empirische Feld vorgestellt, in dem die Datenerhebungen für die Diplom-Arbeit durchgeführt worden sind. Als Erhebungsstätte hat sich die *„Kurklinik Möhnesee"* angeboten, deren Psychosomatische Abteilung ein Programm speziell für Burnout-Patienten aus dem sozialen Arbeitsfeld entwickelt hat. Somit bildet die Klinik den bedeutenden Ausgangspunkt für die gesamten Datenerhebungen. Im **7. Kapitel** folgt der Ergebnisteil mit Resultaten aus den neun geführten Interviews. In **Kapitel 8** werden Bewältigungsstrategien für Stress und Burnout herausgestellt, die auf Grundlage der Datenanalyse entwickelt worden sind. **Kapitel 9** widmet sich den Empfehlungen, die sich aus den gewonnenen Ergebnissen ableiten lassen. Diese betreffen zum einen das Individuum selbst, zum anderen aber auch notwendige Organisations- und Personalentwicklungen einer Einrichtung. Im **10. Kapitel** erfolgt das Resümee der innerhalb dieser Arbeit gewonnenen Erkenntnisse.

2 Gesellschaftliche Bedingungen und Grundlagen

In den letzten Jahren hat sich im Bereich des Gesundheitswesens und der Gesundheitspolitik ein Paradigmenwechsel vom bio-medizinischen zum bio-psycho-sozialen Modell vollzogen. Dieses Umdenken hat zu einem veränderten Gesundheitsverständnis sowohl auf der gesundheitspolitischen als auch auf der gesellschaftlichen Ebene geführt. Während die bis dato vorherrschende Betrachtungsweise auf Kuration von Erkrankungen ausgerichtet gewesen ist, wird nunmehr die Gesundheitsförderung im Sinne von Prävention neu gesehen und stärker gewichtet. Dabei liegt der Fokus nicht mehr gesondert auf der jeweiligen körperlichen Erkrankung. Stattdessen wird der Mensch *„ganzheitlich"* im Sinne der drei Komponenten Körper, Geist und soziales Umfeld betrachtet. Dadurch erhält der psychische Aspekt einen höheren Stellenwert als es bislang der Fall gewesen ist.

Prävention, Gesundheit, Krankheit und Krankheitsbewältigung werden durch ein komplexes Zusammenwirken von physischen, psychischen und sozialen Faktoren bestimmt. Gesundheit (bzw. Krankheit) wird als fortlaufender Prozess verstanden, der durch das Verhalten eines Menschen und die ihn umgebenden Lebensverhältnisse beeinflusst wird.

Die Gesundheitsförderung muss in das persönliche Umfeld und in das gesamte soziale, betriebliche und infrastrukturelle Umweltgeschehen eingebettet sein. Dabei setzt effektive Gesundheitsförderung sowohl Selbstbestimmung als auch Emanzipation und Persönlichkeitsentfaltung des Individuums voraus.

Unter dem Begriff **„Prävention"** werden alle Maßnahmen und Strategien zusammengefasst die entwickelt werden um Gesundheit zu fördern, zu erhalten oder wieder herzustellen. Prävention im eigentlichen Sinne beinhaltet die Auseinandersetzung mit Maßnahmen zur Vermeidung eines schlechteren Gesundheitszustandes. Je nach Erkrankungsstadium wird unterschieden in Primär-, Sekundär- und Tertiärprävention. Mit der **Primärprävention** soll das *Auftreten von Erkrankungen vermieden* werden, die Neuerkrankungsrate (Inzidenz) soll gesenkt werden.

Sekundärprävention greift im (symptomlosen) Frühstadium der Erkrankung, *Früherkennung und darauf folgende entsprechende Maßnahmen* gehören in diesen Bereich.

Tertiärprävention befasst sich mit der *Vermeidung von Folgeschäden* einer manifesten Krankheit. Angestrebt wird hier eine Verbesserung des Krankheitszustandes bzw. des Krankheitsgefühls (Rehabilitation).
Alles in allem werden präventive *Maßnahmen* unterschieden in *Verhaltens- und Verhältnisprävention*. Die **Verhaltensprävention** soll direkt auf den Menschen bzw. auf eine Bevölkerungsgruppe einwirken, die **Verhältnisprävention** betrifft Maßnahmen in bezug auf das Umfeld des Menschen. Beide Präventionswege sind allerdings aufgrund der Verstrickung des Individuums in sein Umfeld kaum zu trennen.
In Zeiten des enormen Kostendrucks im Gesundheitswesen und immer knapper werdender Ressourcen gewinnt die Frage nach der Effektivität von Prävention eine neue Dimension. Standen vor einigen Jahren noch die Gesundheit und das Wohlbefinden Einzelner bzw. der Bevölkerung im Vordergrund, so wird in der heutigen Zeit vor allem darauf abgezielt, eine größtmögliche Effizienz bei präventiven Maßnahmen zu erreichen. Somit bekommt die Prävention einen hohen Stellenwert bei der Kostensenkung im Gesundheitswesen.
Einen Kostenfaktor stellen diesbezüglich die Fehlzeiten von Mitarbeitern dar und der daraus resultierende Arbeitsausfall. Das Fehlen der Mitarbeiter aufgrund von Arbeitsunfähigkeit kann in einer Institution die gesamten Arbeitsabläufe erheblich stören.
Der DAK Gesundheitsreport (2005) stellt seine Erhebungen in dieser Hinsicht folgendermaßen dar: „Der Krankenstand der DAK-Mitglieder in der öffentlichen Verwaltung und im Gesundheitswesen lag im Jahr 2004 deutlich über dem Gesamtdurchschnitt aller DAK-Mitglieder. Der Krankenstand im Gesundheitswesen lag beispielsweise bei 3,7%, während die Mitglieder aller anderen Berufsgruppen nur einen Krankenstand von insgesamt 3,2% haben".[2] Anders ausgedrückt bedeutet dies, dass an jedem Kalendertag 2004 fast 4% des Personals im Gesundheits- und Sozialwesen (unter den DAK-Mitgliedern) aufgrund von Krankheit arbeitsunfähig gewesen ist (s. Abb. 1, S.7).[3]

---

[2] vgl. DAK *Gesundheitsreport 2002*, S. 40
[3] vgl. DAK *Gesundheitsreport 2005*, S. 8, S. 44ff

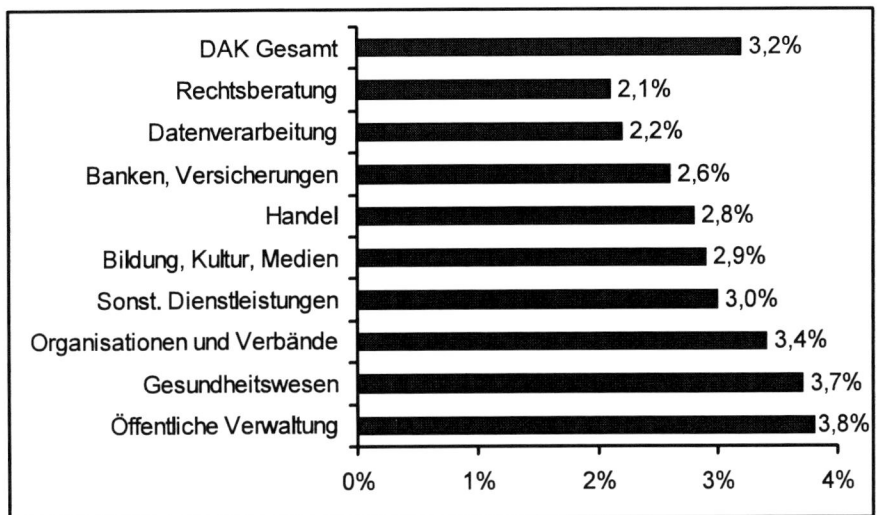

Abb. 1: Krankenstandswerte 2004 in den neun Wirtschaftsgruppen mit besonders hohem Anteil von DAK-Mitgliedern. Quelle: *DAK Gesundheitsreport 2005*, S. 106

Eine besondere Rolle spielt gerade im genannten Dienstleistungssektor das Ansteigen der Fehlzeiten aufgrund psychischer Erkrankungen.
Im DAK Gesundheitsreport 2005 ist festgestellt worden, dass Arbeitsunfähigkeiten aufgrund psychischer Störungen in den letzten Jahren kontinuierlich zugenommen haben. Krankmeldungen wegen psychischer Erkrankungen sind bereits an die vierte Stelle der zehn wichtigsten Krankheitsarten vorgerückt. Sie haben einen Anteil von 9,8% des Gesamtkrankenstandes.[4]

---

[4] ebd., S. 29f, S. 39.

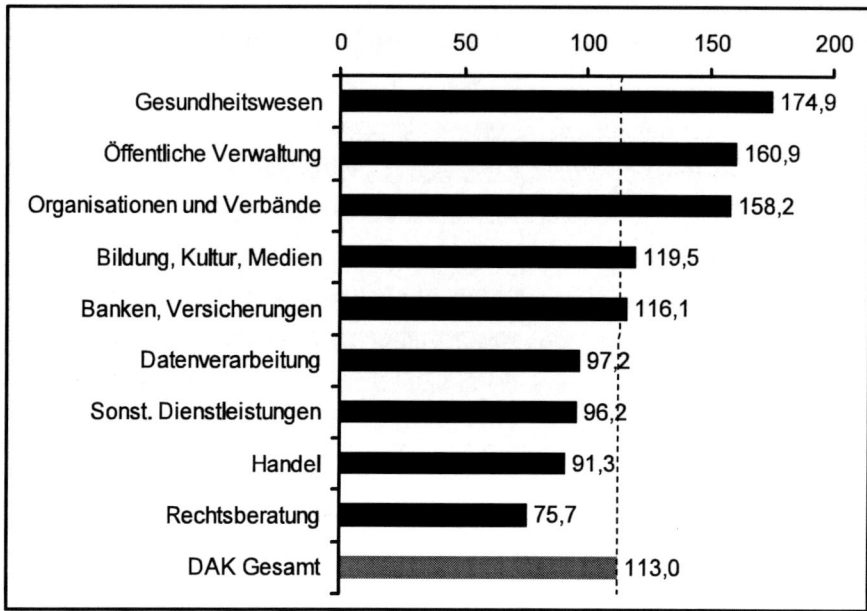

Abb. 2: AU-Tage aufgrund psychischer Störungen 2004 in den Wirtschaftsgruppen mit besonders hohem Anteil von DAK-Mitgliedern. Quelle: *DAK Gesundheitsreport 2005*, S. 50

„An erster Stelle hinsichtlich der Ausfalltage aufgrund psychischer Störungen steht das Gesundheitswesen. Pro 100 Versichertenjahre wurden hier 175 verzeichnet, das sind 55% mehr als im DAK-Bundesdurchschnitt.
Die hohe Zahl von Ausfalltagen ist auf eine stark überdurchschnittliche Erkrankungshäufigkeit zurückzuführen. 100 ganzjährig versicherte DAK-Mitglieder waren im Gesundheitswesen 2004 fast 6 Mal wegen einer psychischen Erkrankung arbeitsunfähig. 4% der Beschäftigten im Gesundheitswesen hatten mindestens eine Arbeitsunfähigkeit mit einer psychischen Diagnose. Damit lag der Anteil psychischer Diagnosen am Gesamtkrankenstand im Gesundheitswesen bei 13%.
Untersuchungen speziell zu Gesundheit und Arbeitsbelastung in den Pflegeberufen deuten darauf hin, dass die dort verbreiteten Mehrfachbelastungen

durch physische und psychische Risikofaktoren für die hohe Zahl psychischer Erkrankungen verantwortlich sind."[5]

Bedingt durch die historische Entwicklung des Krankenkassenwesens und ehemaliger Gesetzesvorgaben sind in der Deutschen Angestelltenkrankenkasse (DAK) nach wie vor insbesondere Beschäftigte in typischen Frauenberufen versichert, hier vor allem aus dem Sozial- und Gesundheitswesen. „Bei den Frauen stehen – nach Erkrankungen des Muskel-Skelett- und des Atmungssystems – psychische Erkrankungen bereits an dritter Stelle. Der Anteil dieser Krankheitsart liegt bei Frauen bei 11,6%."[6] „Die Analyse der Bedeutung einzelner Krankheitsarten nach Altersgruppen hat gezeigt, dass psychische Erkrankungen insbesondere in den Altergruppen von 35 bis 44 Jahren und hier besonders bei Frauen einen hohen Anteil am Krankenstand haben."[7]

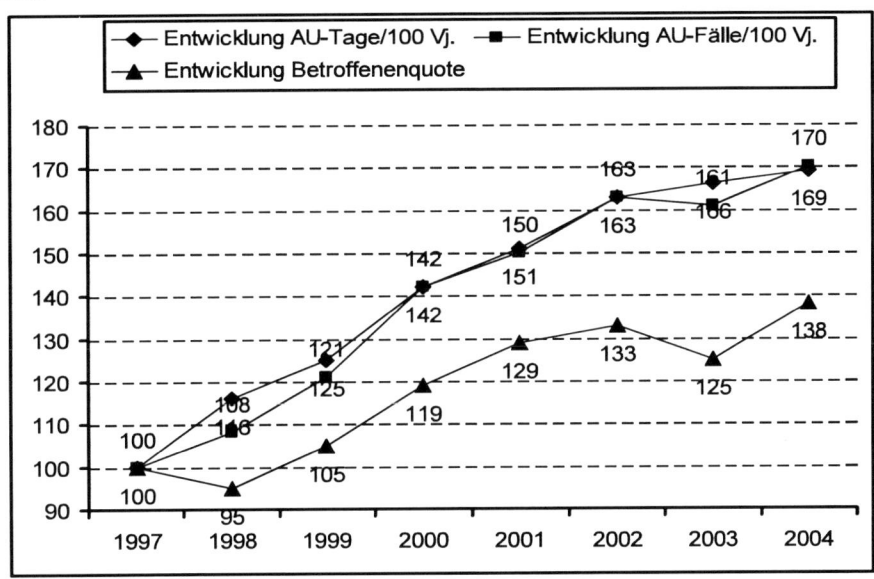

Abb. 3: Entwicklung von AU-Tagen, Erkrankungsfällen und Betroffenenquote aufgrund psychischer Störungen (Indexdarstellung 1997=100). Quelle: *DAK Gesundheitsreport 2005*, S. 43

---

[5] Zitat: DAK *Gesundheitsreport 2005*, S. 50
[6] Zitat: ebd., S. 31
[7] ebd., S. 29f, S. 47

Gesellschaftliche Bedingungen und Grundlagen

„Abb. 3 zeigt die Entwicklung der AU-Tage und der AU-Fälle sowie der Betroffenenquote aufgrund von psychischen und Verhaltensstörungen. Die Betroffenenquote gibt den Anteil derjenigen Beschäftigten an, der innerhalb eines Jahres mindestens einmal aufgrund einer psychischen Erkrankung nicht arbeitsfähig war. Im Jahr 2004 betrug die Betroffenenquote 2,9%. 100 ganzjährig Versicherte waren 4,1 Mal wegen einer psychischen Diagnose arbeitsunfähig und fehlten an insgesamt 113 Tagen bei der Arbeit. Der starke Anstieg der Ausfalltage aufgrund psychischer Erkrankungen ist umso bemerkenswerter, da das Krankenstandsniveau insgesamt über den betrachteten Zeitraum weitgehend konstant geblieben ist und 2004 gegenüber dem Vorjahr sogar eine rückläufige Tendenz zeigte. Der Überblick über die Entwicklung der einzelnen Krankheitsarten seit 1997 zeigt, dass die Ausfalltage wegen psychischer Erkrankungen im Vergleich zu anderen Diagnosekapiteln deutlich überproportional angestiegen sind (vgl. Abb. 4)."[8]

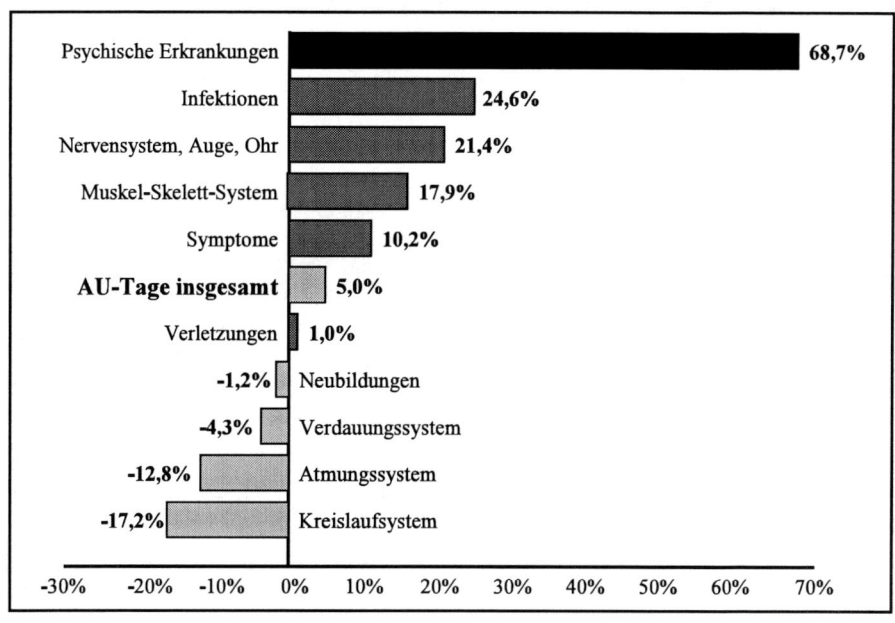

Abb. 4: Veränderung des AU-Volumens 2004 in Relation zu 1997 nach Diagnosekapiteln bzw. Hauptgruppen. Quelle: *DAK Gesundheitsreport 2005*, S. 44

---

[8] vgl. DAK *Gesundheitsreport 2005*, S. 44

Laut DAK Gesundheitsbericht (2000) kann die „überdurchschnittliche Bedeutung der psychiatrischen Erkrankungen im Zusammenhang mit den Befragungsergebnissen zum Ausmaß von arbeitsbedingtem Stress gesehen werden: Pflegekräfte sind in hohem Maße sowohl psychomentalen als auch organisationsbedingten psychischen Belastungen ausgesetzt. Bei manchen Beschäftigten führen diese Belastungen zu Erschöpfungszuständen und vermehrten Erkrankungen und in Extremfällen sogar zum Burnout."[9] „Die Befragungsergebnisse zeigen einen engen Zusammenhang zwischen psychosomatischen Beschwerden (...) und dem arbeitsbedingten psychischen Stress."[10]

„Für alle psychischen Diagnosen gilt, dass ihr Anteil an den AU-*Fällen* erheblich niedriger ist als ihr Anteil an den AU-*Tagen*. Das bedeutet, dass es sich hier zumeist um längerfristige Krankheitsfälle handelt."[11] Die lange Abwesenheit am Arbeitsplatz bedingt dementsprechende Folgen für die Personalsituation und die Arbeitsabläufe.

Diese beschriebenen Entwicklungen verdeutlichen, dass unter den gegebenen Voraussetzungen in Deutschland ein dringender Bedarf besteht, das Personal in Sozial- und Gesundheitseinrichtungen „*zu pflegen*" und im Zuge dessen systematisch die organisatorischen Rahmenbedingungen zu schaffen. Um die derzeitige reale Situation am Beispiel des Pflegepersonals zu veranschaulichen, ist folgendes Phänomen der Berufsfluktuation bemerkenswert: der in **Kapitel 4.3** ausführlich dargelegten Theorie von Patricia Benner ist die Erkenntnis entnommen, dass Pflegende sich in der Regel nach ca. fünf Berufsjahren zu Pflegeexperten entwickelt haben, der höchsten Stufe der beruflichen Entwicklung. Momentan ist hierzulande jedoch die Tendenz zu beobachten, dass ungefähr die Hälfte aller Pflegenden ihren Beruf nach etwa vier Berufsjahren aufgibt und etwas anderes macht, weil sie frustriert und ausgebrannt sind und zu wenig oder keine Anerkennung bekommen.[12] Infolge dessen rücken immer wieder Berufsanfänger nach und die Entwicklung zur Pflegeexpertin mit all ihren Kompetenzen vollzieht sich nie bis ganz zum Schluss. Viele Pflegende die länger als vier Jahre im Beruf verbleiben sind überlastet, überarbeitet und erschöpft.

---

[9] Zitat: DAK-BGW *Gesundheitsreport 2000* (Krankenpflege), S. 131
[10] Zitat: DAK-BGW *Gesundheitsreport 2000* (Krankenpflege), S. 7
[11] Zitat: *DAK Gesundheitsreport 2005*, S. 37
[12] vgl. Schmidbauer, W. (2002). *Helfersyndrom und Burnout-Gefahr*, S.44-48

Gesellschaftliche Bedingungen und Grundlagen

Zurück bleiben im aktiven Dienst Berufs-Neulinge, die in vielen Bereichen noch Unsicherheiten und Unerfahrenheit aufweisen und Mitarbeiter mit geringer bzw. fehlender Motivation, die bei der Arbeit nur ihre „Pflicht erfüllen". Sie vermögen oftmals nicht ihre negativen Emotionen zu „unterdrücken" im Umgang mit Klienten. Sie zeigen sich resigniert und weisen eine herabgesetzte Widerstandsfähigkeit gegenüber Belastungen auf. Diese Situation wirkt sich auf das Image der Einrichtung aus im Hinblick auf die Kundenorientierung und Kundenzufriedenheit und bleibt bei den Klienten nicht unbemerkt.

Damit stellt sich die Frage, wie man diesem Phänomen entgegenwirken und Frustration und Ausbrennen verhindern kann. Wie können Arbeitnehmer mit Zufriedenheit, Wohlbefinden und gesundem Selbstwertgefühl die Stufe der Berufsexpertin erreichen und auch kontinuierlich dort bestehen? Was können Mitarbeiter selbst tun, um präventiv tätig zu werden, wenn sie erkennen, dass die Belastungen zu groß werden? Wie kann sich eine stabile professionelle Rolle bis zur Expertenstufe entwickeln und auf welche Weise können professionelle Mitarbeiter Stress besser verarbeiten als Berufs-Neulinge? Wie können insbesondere Berufsanfänger Misserfolge verarbeiten und lernen damit umzugehen?

3 Das Burnout-Syndrom

Um die Tragweite und die Auswirkungen dieses Erschöpfungssyndroms ermessen zu können, wird es im nun folgenden Kapitel umfassend vorgestellt.

Der Begriff „*Burnout*" als Krankheitsbezeichnung ist erstmalig 1974 von dem New Yorker Arzt und Psychoanalytiker Dr. Herbert Freudenberger verwendet worden und bedeutet „Ausgebrannt Sein". Ursprünglich ist in diesem Zusammenhang auch die Bezeichnung „*Chronic Fatigue Syndrome*" (CFS) verwendet worden.

Drei Faktoren tragen weitestgehend zum Erlebnis von Burnout bei:
- der Arbeitsplatz
- die Eigenschaften der Persönlichkeit
- das Privatleben (Familie, Partnerschaft)

3.1 Burnout: Entwicklung

Zu Beginn der **Burnout**-Entwicklung bei einer Person stehen die beruflichen vor den privaten Interessen. Die Person zeigt Überengagement und verzichtet gänzlich auf Entspannungs- und Erholungsphasen. Damit einhergehend findet eine zunehmende Beschränkung zwischenmenschlicher Kontakte statt. Diese Beschränkung vollzieht sich in den meisten Fällen schrittweise „von außen nach innen" (Kollegen ⇨ Nachbarn ⇨ Bekannte ⇨ Freunde ⇨ Verwandte ⇨ Partner). Beziehungen oder Ehen leiden darunter und/oder brechen auseinander. Die Arbeit ist das Wichtigste im Leben der Betroffenen. Auf berufliche Rückschläge und Misserfolge reagieren sie empfindlich und arbeiten noch mehr. Sie stellen bei der Arbeit hohe Ansprüche an sich selbst, neigen zum Perfektionismus.

Kleinere entspannende Tätigkeiten und Hobbys sind nicht mehr interessant und werden nicht weiter gepflegt. Nach und nach wird das Überengagement durch eine sich langsam und unerbittlich ausbreitende Erschöpfungsphase ausgebremst. Irgendwann bringt auch der Urlaub keine Erholung und Entspannung mehr: Kurz nach dem Urlaub vergeht die Erholung sehr rasch.

Es folgt eine chronische Müdigkeit und die Unlust zur Arbeit zu gehen. Die Betroffenen gewöhnen sich an den Dauerzustand der Erschöpfung und haben nicht mehr die Kraft, das gleiche gewohnte Engagement zu zeigen, das sie bisher immer aufgebracht haben. Sie empfinden das Abflachen des Engagements zunächst als Erleichterung, damit verbunden ist jedoch ein unbemerk-

tes Abflachen des Gefühlslebens insgesamt. Die Betroffenen fühlen sich elend, emotional, geistig und körperlich ermüdet. Es folgt ein Leistungsabbau mit Konzentrationsschwächen und Flüchtigkeitsfehlern. Die Leistungsbereitschaft und das berufliche Engagement schwinden (vgl. Abb. 5, S.14). Viele Betroffene entwickeln nun Aggressionen durch tief verinnerlichte Gefühle des Versagens und Nicht-Bewältigens von Belastungssituationen. In manchen Fällen richten sich diese Aggressionen gegen sich selbst und manchmal auch gegen Kollegen oder gar gegen Klienten.
In dieser Phase der Burnout-Entwicklung ist der Krankenstand sehr hoch. Die Betroffenen haben zusätzlich zu den beginnenden depressiven Verstimmungen körperliche Symptome wie z.B. Rückenschmerzen, Magen- und Darmbeschwerden, Infektionsanfälligkeit etc. Diese Signale des Körpers werden oft nicht ernst genommen.

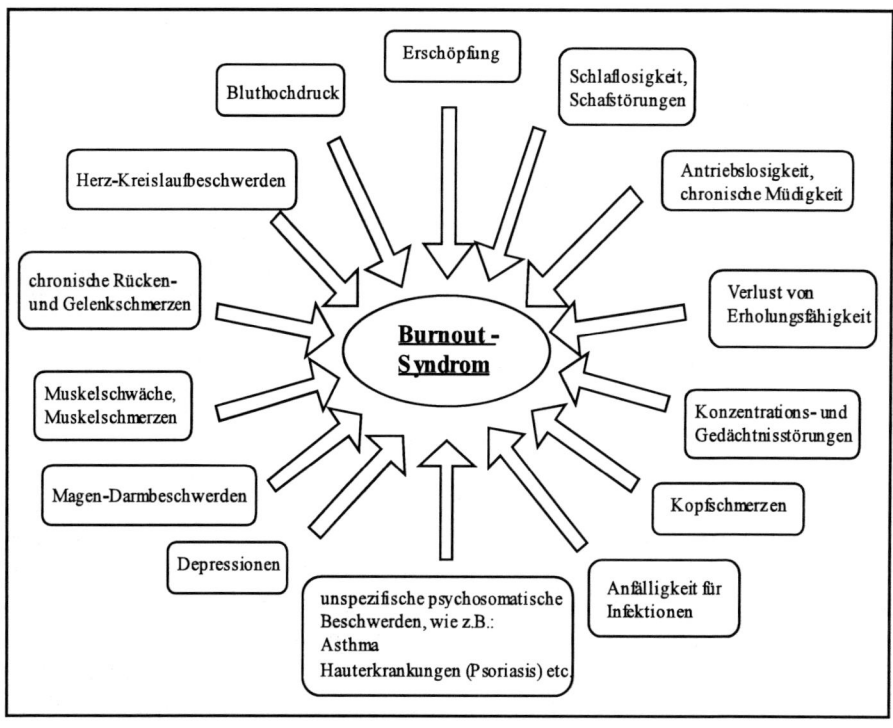

Abb. 5: Symptome des Burnout-Syndroms. Quelle: eigene Erstellung.

Das Burnout-Syndrom

Es folgt ein „*innerer Ausstieg*" aus dem Berufsleben. Darunter versteht man einen Prozess, der vormals hoch motivierte und engagierte Mitarbeiter in ihr Gegenteil verwandelt. Sie distanzieren sich innerlich von ihrem Beruf. Hierbei ist unbewältigter Stress am Arbeitsplatz die häufigste Ursache. Burnout ist gekennzeichnet durch eine *defensive* Bewältigungsform der Konfrontation mit Stress-Auslösern. Es ist ein *multiples Syndrom* von emotionaler Erschöpfung, verringertem Selbstwirksamkeitserleben und Depersonalisierung (s.u.).

Beim **Burnout-*Syndrom*** handelt es sich um einen chronischen und schweren Erschöpfungszustand verbunden mit sowohl seelischen als auch körperlichen Krankheitsgefühlen und Beschwerden. Das Krankheitsbild ist äußerst komplex. Die Betroffenen fühlen sich erschöpft und leer. Bei ihrer beruflichen Tätigkeit „funktionieren" sie nur noch.

Sie haben keine Zukunftsperspektiven, keine Hoffnungen oder Erwartungen, keine Lust, keine Freude aber auch keine Trauer, keine Furcht oder Ärger etc. Sie sehen den Sinn und Nutzen ihrer eigenen Arbeit nicht mehr und haben den Glauben an sich selbst verloren.

Bei der „*Depersonalisierung*" ist der Umgang mit anderen Menschen (Klienten, Kollegen etc.) stark beeinträchtigt. Burnout-Betroffene haben das Gefühl, von ihnen ausgelaugt zu werden. In der Folge werden die Personen nicht mehr als „Persönlichkeiten" sondern mit Gleichgültigkeit oder Zynismus wie „Objekte" behandelt, die emotionale Anteilnahme verringert sich. Diese Reaktion dient zur Selbstverteidigung und zur Aufrechterhaltung der Handlungsfähigkeit.

Typische Verhaltensmuster burnout-gefährdeter Persönlichkeiten sind beispielsweise Furchtsamkeit allgemein, eine überhöhte Angst davor Fehler zu machen oder ein verinnerlichter Druck, es allen recht machen zu wollen. Bei den betroffenen Menschen findet sich vielfach ein geringes Selbstwertgefühl und sie sind oft unfähig, eigene Gefühle und Bedürfnisse zu äußern.

Das Burnout-Syndrom ist die Endstufe eines nicht funktionierenden Bewältigungsprozesses stressreicher Situationen und Umstände. Zusätzlich bestehen häufig innere Diskrepanzen zwischen der individuellen Lebenssituation, den eigenen Wertvorstellungen und der eigenen Motivation einerseits und der Wirklichkeit von unerwünschter bis nicht zu bewältigender Arbeitsanforderung andererseits.

3.2 Entstehung und arbeitsweltlicher Hintergrund

Die Ursachen für die Entwicklung eines Burnout-Syndroms liegen in der dauerhaften Einwirkung von Stress begründet sowie in Belastungen, die am Arbeitsplatz entstehen. Nachfolgend werden die Hintergründe des Stress-Erlebens tiefergehend dargelegt.

3.2.1 Stress

„Stress ist eine Reaktion des menschlichen Organismus und der Psyche auf so genannte Stressoren, die aus der Umwelt oder aus dem Inneren des Menschen selbst stammen und eine erhöhte Anspannung verursachen."[13]

Es gibt verschiedene Arten von Stress. Er kann einerseits als positive Herausforderung gesehen werden oder, im negativen Sinne, als Bedrohung erlebt werden. Positiver Stress wird auch als *„Eustress"* bezeichnet, negativer (krankmachender) Stress als *„Dysstress"*. Dysstress überfordert den Organismus oder die Psyche. Ob Stress als positiv oder negativ empfunden wird, hängt von den verursachenden Faktoren ab und den Möglichkeiten und Fähigkeiten einer Person, die Stresssituation zu bewältigen. Zudem spielt auch die Dauer der Anspannung eine bedeutende Rolle. Bei anhaltender Einwirkung von Dysstress können sich als Folge psychische oder körperliche Erkrankungen manifestieren.

Stresssituationen, die nicht bewältigt werden können, sind häufig der Auslöser für psychosomatische Beschwerden und Krankheiten. Die Stressreize können nicht adäquat verarbeitet oder bewältigt werden und die Reizüberflutung versetzt Körper und Seele in einen „Daueralarm" (hohe Belastung und Anspannung). Die Erholungs- und Entspannungsphasen reichen hierbei nicht aus oder fehlen sogar ganz. Grundsätzlich entsteht Stress immer dann, wenn Ereignisse oder Situationen auftreten, in denen innere und/oder äußere Anforderungen die Anpassungsfähigkeit des Individuums übersteigen.[14]

3.2.2 Belastungsfaktoren im Sozial- und Gesundheitssektor

Berufliche Belastungen im Gesundheitssektor haben vielfältige Ursachen. In der folgenden Abb. 6 sind zahlreiche Faktoren aufgeführt, die zur Entstehung eines Burnout-Syndroms beitragen. Hier lassen sich die Ursachen und

---

[13] Zitat: Kristel, K.H. (1998). *Gesund Pflegen: Stressbewältigung und Selbstpflege*, S. 8
[14] ebd., S. 8-10; 14

Das Burnout-Syndrom

Belastungsfaktoren wiederum in die drei oben genannten Bereiche unterteilen: Belastungen, die am Arbeitsplatz auftreten, Belastungen, die aus dem Privatleben herrühren und Ursachen, die in der Persönlichkeit begründet liegen.

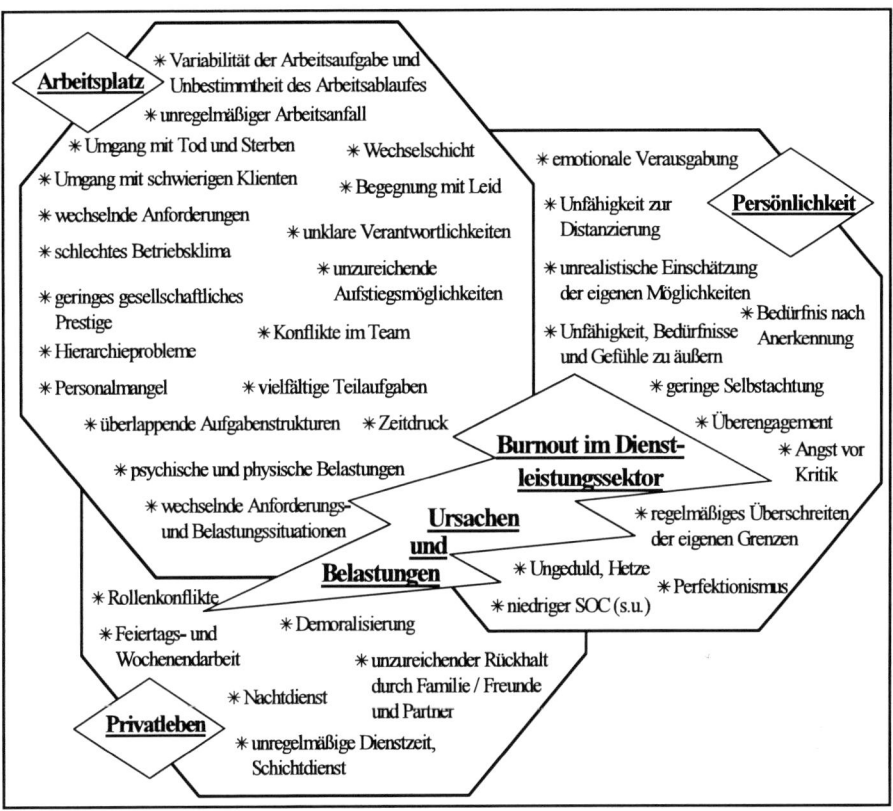

Abb. 6: Burnout im Gesundheitssektor: Ursachen und Belastungen. Quelle: eigene Erstellung nach Friesdorf (1996); Schmidt (2004).

3.3 Entwicklungsstand der Burnout-Forschung in Deutschland am Beispiel der Krankenpflege

Dieses Kapitel behandelt den Entwicklungsstand der Burnout-Pflegeforschung in Deutschland. Mit Hilfe der Erforschung von berufsbedingten Ursachen für Burnout und weiteren Faktoren, die zum Auftreten eines Erschöpfungszustandes führen, können im Gegenzug Strategien und Interventionsmaßnahmen entwickelt werden. Belastungsfaktoren und Missstände können erkannt und beseitigt werden. Aus diesem Grunde ist es hinsichtlich der nachfolgend noch einmal angeführten Fragestellungen dieser Arbeit bedeutungsvoll zu erfahren, auf welchem Stand die Forschung sich aktuell befindet:

- Wie kann Frustration und Ausbrennen bei Mitarbeitern verhindert werden?
- Welche Präventionsmaßnahmen können Mitarbeiter selbst ergreifen?
- Wie kann sich eine stabile professionelle Rolle bis zur Berufsexpertin entwickeln?
- Wie können professionelle Mitarbeiter Stress besser verarbeiten?

Innerhalb der Recherche wurden deutsche Studien der Jahre 2000 bis 2005 berücksichtigt.

Auffallend war, dass generell mehr Studien und Projekte in Einrichtungen der Altenpflege stattfanden als in Krankenhäusern. Allen Studien gemeinsam haben alarmierende Beobachtungen zugrunde gelegen: In Zukunft entsteht ein wachsender Bedarf an Pflegekräften in Deutschland, jedoch werden gleichzeitig die Rahmenbedingungen für Pflegende immer ungünstiger. Daraus lässt sich zum einen die Frage ableiten, wer die Pflege leisten wird, die in Zukunft erforderlich sein wird. Zum anderen soll ermittelt werden, wie die Arbeitsstrukturen und Rahmenbedingungen verändert werden müssen, damit die Pflegenden sich in ihrer Einrichtung wohl fühlen.

Um einen Eindruck über die Ziele und Inhalte dieser Forschungen zu vermitteln sind drei signifikante Studien ausgewählt worden. Zwei von ihnen beziehen sich auf Einrichtungen der Altenpflege, die Dritte bezieht sich zusätzlich auf das Pflegepersonal der Krankenhäuser und ambulanten Pflegedienste.

3.3.1 NEXT-Studie

Die NEXT-Studie („nurses early exit study") untersucht in zehn europäischen Ländern die Arbeitssituation des Pflegepersonals, die Ursachen für vorzeitige Berufsaustritte aus dem Pflegeberuf und die Folgen und Auswirkungen, die solch vorzeitige Austritte nach sich ziehen. Simon et al. beschreiben: „Die NEXT-Studie ist ein europäisches Forschungsprojekt zum vorzeitigen Ausstieg aus dem Pflegeberuf.
Es wird finanziert durch die Europäische Union (...) und koordiniert von der Bergischen Universität Wuppertal, Fachbereich D – Abt. Sicherheitstechnik, Arbeitssicherheit/Ergonomie. (...). Die deutsche Erhebung wurde durch die private Universität Witten/Herdecke koordiniert und durchgeführt."[15] „Die NEXT-Studie verwendet zur Identifizierung der Ursachen des vorzeitigen Berufsausstieges ein Längsschnitt-Design mit insgesamt vier Erhebungszeitpunkten.
Insgesamt haben fast 40.000 Pflegende in Belgien, Deutschland, Finnland, Frankreich, Großbritannien, Italien, Norwegen und der Slowakei an der Basiserhebung teilgenommen. Dieser Bericht fasst die Ergebnisse der deutschen Basiserhebung für alle 75 Einrichtungen, die zwischen November 2002 und Mai 2003 an der NEXT-Studie teilgenommen haben, zusammen."[16]

Untersucht werden im Rahmen der Studie beispielsweise folgende Faktoren: *Arbeitsexposition und Anforderungen am Arbeitsplatz, soziale Aspekte* (u.a. Unterstützung durch Kollegen und Vorgesetzte), *Arbeitsorganisation* (u.a. Aus-, Fort- und Weiterbildung, pflegefremde Tätigkeiten) und *Endpunkte* (u.a. Arbeitszufriedenheit, Arbeitsfähigkeit, Burnout, Konflikt zwischen Arbeit und Familie). Diese Aspekte haben gemeinsam, dass sie die Leistungsfähigkeit der Mitarbeiter beeinflussen und sich damit auch auf die Leistungsfähigkeit der Einrichtung auswirken. Mit der Untersuchung soll ermittelt werden wie die Arbeitsfähigkeit des Pflegepersonals erhalten werden kann, aus den gewonnenen Erkenntnissen der Ursachen für den Ausstieg. Die Ergebnisse dienen als Ausgangspunkt für die Ableitung zielgerichteter Interventionsmaßnahmen.

---

[15] Zitat: Simon, M., Tackenberg, P., Hasselhorn, H.-M., Kümmerling, A., Büscher, A., Müller, B.H. (2005). *Auswertung der ersten Befragung der NEXT-Studie in Deutschland.* Universität Wuppertal, S.4

[16] ebd., S. 6

Bei der NEXT-Studie handelt es sich um ein aktuelles Forschungsprojekt. Vor Kurzem sind erstmals ausgewählte Resultate auf Ebene der einzelnen Einrichtungen und im Vergleich der Einrichtungstypen dargestellt worden. Im Februar 2005 ist das erste NEXT-Buch in deutscher Sprache erschienen, herausgegeben von der Bundesanstalt für Arbeitsschutz und Arbeitsmedizin (veröffentlicht unter: http://www.next-study.net/). Die Befragung bietet einen aktuellen Einblick in die Arbeitssituation von Pflegenden im Krankenhaus, im Alten- und Pflegeheim sowie in der ambulanten Pflege. Dabei werden einerseits arbeitsorganisatorische und individuelle Aspekte berücksichtigt, andererseits auch physiologische und psychosoziale Gesundheitsfaktoren. Als Ergebnis kann, durch den Vergleich dieser verschiedenen Einrichtungstypen, zusammenfassend die Annahme bestätigt werden, dass neben den Rahmenbedingungen jede Einrichtung selbst die Arbeitssituation des Pflegepersonals wesentlich beeinflusst.

Der vorzeitige Ausstieg von Personal führt zu zusätzlichen Belastungen für die Organisation (Notwendigkeit der Anwerbung und Einarbeitung von neuem Personal; Verlust von Wissen, wenn erfahrene Mitarbeiter ausscheiden etc.). Als Folge kann u.U. die Qualität der Gesundheitsdienstleistungen nicht mehr länger dem allgemein geforderten Standard entsprechen.[17]

3.3.2 REPOSTA-Projekt

Das Modellprojekt REPOSTA (Ressourcenfördernde Personalentwicklung und Optimierung der Organisationsstrukturen in Einrichtungen der stationären Altenpflege) ist von der Niedersächsischen Akademie für Fachberufe im Gesundheitswesen e.V. von Mai 2001 bis Februar 2004 durchgeführt worden.

Für diese Forschung sind sechs Einrichtungen ausgewählt worden, die den Auswahlkriterien entsprechen (mehr als 45 Bewohner, mehr als 50 Mitarbeiter, Trägerschaft, Einzugsgebiet, Belegschaftsstruktur und Krankenstand). Zur Verdeutlichung der Unterschiede und der Vergleichbarkeit sind sechs verschiedene Trägerschaften einbezogen worden. Eine hohe Quote im Krankenstand sollte auf Probleme im Organisationsablauf hinweisen.

---

[17] vgl.: Simon et.al. (2005). *Auswertung der ersten Befragung der NEXT-Studie in Deutschland*. Universität Wuppertal, **die gesamte Auswertung ist verfügbar unter: http://www.next.uni-wuppertal.de** [26.05.2005]

Bei diesem Projekt ist das Ziel verfolgt worden, in Einrichtungen der stationären Altenpflege durch ein spezifisches Beratungskonzept einen Lern- und Entwicklungsprozess auf Personal- und Organisationsebene in Gang zu setzen. Der Beratungszeitraum hat sich hierbei über 30 Monate erstreckt, danach sollen die neuen Strukturen so gefestigt sein, dass eine Beratung von außen nicht mehr notwendig ist. Die Beratung kann in der stationären Altenpflege trotz des begrenzten Gestaltungsspielraumes und des hohen Arbeitsdruckes sinnvoll eingesetzt werden, da angesichts restriktiver Rahmenbedingungen (Kosteneinsparungen, Personalabbau) die Optimierung von Ablauforganisation und Koordination dringend erforderlich ist. Sie dient beispielsweise dazu, Mitarbeiter vor Überforderung und Überlastung zu schützen und drohende Konsequenzen wie Demotivation, psychosomatische Beschwerden, Burnout oder häufige Krankmeldungen zu vermeiden.

Mit Hilfe des REPOSTA-Projekts sollen Lösungsmöglichkeiten für soziale, kommunikative und organisatorische Problemstellungen gefunden werden. Dadurch sollen die physischen und psychischen Arbeitsbelastungen gesenkt und die Arbeitsmotivation der Mitarbeiter gesteigert werden.

Das Modellprojekt setzt auf zwei Ebenen an:
1. ein/e externe/r BeraterIn betreut die Einrichtung über einen Zeitraum von 30 Monaten (System- und Prozessberatung) im Hinblick auf die Organisations- und Personalentwicklung und leistet Unterstützung bei der Umsetzung von Maßnahmen
2. eine wissenschaftliche Begleitforschung untersucht die Arbeitssituation in den beteiligten Einrichtungen zur Identifizierung förderlicher oder hemmender Bedingungen für den Organisationsablauf und zur Ermittlung der Mitarbeiterzufriedenheit sowie der Qualität der Versorgung (Methoden: Fragebögen und Einzelinterviews)

Übergreifende Zielsetzung ist hierbei die ressourcenorientierte Arbeitsgestaltung: Sie bezieht sich nicht nur auf die Prävention von Belastungen und auf die Kompetenzerweiterung der Mitarbeiter sondern auch auf die Erschließung und Aktivierung betrieblicher Potenziale durch organisationsstrukturelle Maßnahmen.

Mit Hilfe der qualifizierten BeraterInnen werden Kompetenzen zur Teamkommunikation, zum Methodeneinsatz und zum Projektmanagement vermittelt, damit die Mitarbeiter auf lange Sicht selbstständig Veränderungsprozesse gestalten können (Lernperspektive). Hierbei soll ein belastungsreduzierendes und ressourcenförderndes Programm zur Arbeits- und Organisationsgestaltung in den beteiligten Einrichtungen entwickelt und persönliche und fachliche Kompetenzen, die bei den Leitungskräften und Mitarbeitern bereits vorhanden sind, gefördert werden.

Im Verlauf des Projekts ist durch die Beratungs- und Entwicklungsmaßnahmen ein leichter Rückgang des Burnout-Syndroms (emotionale Erschöpfung) bei betroffenen Mitarbeitern festgestellt worden. Zwölf Monate nach Modellende findet eine Follow-Up Befragung statt, um die langfristige Wirksamkeit der etablierten Strukturen zu untersuchen.[18]

3.3.3 Modellprojekt „Pflege der Profis"

Das Modellprojekt „Pflege der Profis" lief über einen Zeitraum von 3½ Jahren (Ende: 2004). Es ist vom Bayerischen Staatsministerium für Arbeit und Sozialordnung, Familie und Frauen finanziert und in Auftrag gegeben worden, in Kooperation mit dem Bundesministerium für Gesundheit und soziale Sicherung.

Das Projekt ist mit dem Ziel aufgegriffen worden, Strategien gegen das bekannte professionelle Burnout in der Pflege zu entwickeln. Beteiligte Institutionen sind an verschiedenen Standorten von Pflegeeinrichtungen in Augsburg und Umgebung. Hierbei ist ein Konzept erprobt worden, um eine Verlängerung der Verweildauer von Pflegenden in ihrem Beruf zu erreichen, da der Bedarf an professionellen Pflegenden (die den besonderen Belastungen gewachsen sind) in Zukunft stark ansteigen wird. Zudem soll die Qualität der pflegerischen Arbeit nachhaltig und messbar verbessert werden.

In Zusammenarbeit von 260 Pflegekräften aus diesen Einrichtungen ist ein Handbuch zur Selbstpflege, ein „Selbstpflegeprogramm", entwickelt worden. Dieses Handbuch gibt praktische Hinweise und schlägt Maßnahmen für Organisationsentwicklung in Altenpflegeeinrichtungen vor. Pflegende sollen lernen, sich selbst zu pflegen, sich wohl zu fühlen, sollen aktiv eigene Gesundheitsförderung betreiben und bewusst Verantwortung übernehmen.

Es behandelt in dieser Hinsicht beratend die Bereiche Bewegung, Berührung, Sinne/Spiritualität, Gestaltung und Kognition. Mit Hilfe des Handbuches sollen die notwendigen fachlichen, persönlichen und sozialen Kompetenzen gestärkt werden, insbesondere Teamarbeit, Kommunikation, Konflikt- und Kritikfähigkeit. Diese Kompetenzen sollen nicht nur in der Aus-

---

[18] vgl.: REPOSTA, Abschlussbericht zum Modellprojekt (2004), **der gesamte Abschlussbericht ist verfügbar unter: http://www.bmfsfj.de/RedaktionBMFSFJ/ Abteilung3/ Pdf-Anlagen/ reposta. pdf** [26.05.2005]

bildung vermittelt werden, sondern nach dem Prinzip des „Lebenslangen Lernens" durch regelmäßige Fort- und Weiterbildungen verbessert werden. Es werden durch das Buch individuelle Entspannungs- und Trainingsangebote vermittelt, die in den Einrichtungen zur psychischen und physischen Gesunderhaltung der Mitarbeiter beitragen.[19] Die bayerische Sozialministerin Christa Stewens hat diese Aspekte in ihrer Rede zum „Tag der Pflege" (2005) aufgegriffen

„Damit haben wir eine nachhaltige und messbare Verbesserung der Qualität der pflegerischen Arbeit erreicht. Ein wichtiges Ergebnis des Projektes ist eine Verbesserung der betriebsinternen Kommunikation, der Arbeitszufriedenheit und der Arbeitsmotivation, sowie ein Rückgang der Krankheitsraten. Insgesamt ging die Fluktuationsrate in den beteiligten Einrichtungen von über 40% auf unter 5% zurück".[20]

Das Handbuch trägt den Titel „Ein Handbuch zur betrieblichen Gesundheitsförderung in sozialen Einrichtungen" und ist herausgegeben worden von „Neues Soziales Wissen, e.V.", Augsburg 2004.[21]

Zusammenfassend wird aus den drei vorgestellten Forschungsstudien und Projekten deutlich, dass Mitarbeiterorientierung und Mitarbeiterpflege dringend erforderlich sind und signifikante positive Auswirkungen auf die Einrichtungen hat. Grundlage dessen ist die Erkenntnis, dass der Bedarf an Pflegeleistungen im Hinblick auf die demografische Entwicklung weiter ansteigen wird. Daher ist es wichtig, das Pflegepersonal in seinem Beruf zu halten. Die Einrichtungen können durch Maßnahmen wie Gesundheitsförderung beim Personal und Personal(-kompetenz)entwicklung einen großen Beitrag zur Zufriedenheit und zur Qualitätsverbesserung leisten.

---

[19] vlg.: Bayerisches Staatsministerium für Arbeit und Sozialordnung, Familie und Frauen (www.stmas.bayern.de) [26.05.2005]
[20] Zitat: Ansprache der Bayerischen Sozialministerin Christa Stewens zum „Tag der Pflege" des DBfK in Erlangen am 04.05.2005. Verfügbar unter: http://www.pflegen-online.de/themen/news/tag-der-pflege-dbfk-erlangen.htm [26.05.2005]
[21] **Das „Selbstpflegehandbuch" ist verfügbar unter:**
http://www.stmas.bayern.de/pflege/stationaer/pdphandb.pdf [26.05.2005]

4 Theoretischer Rahmen

In dem nun folgenden Kapitel wird der theoretische Rahmen vorgestellt, in den sich diese Arbeit eingliedert. Hierfür ist zum einen der salutogenetische Ansatz von Aaron Antonovsky ausgewählt worden, da er sehr präzise Charaktereigenschaften von Menschen und ihre persönlichen Sichtweisen beschreibt, die gesundheitserhaltend und -fördernd sind. Individuen, die ihre „innere Stimmigkeit" gefunden haben, verfügen über die Basis für einen „gesunden" Umgang mit Belastungssituationen. Nur auf dieser Grundlage können Bewältigungsstrategien und Entspannungstechniken überhaupt „greifen" und ihre volle Wirkung entfalten.

Zum anderen ist die Theorie von Patricia Benner gewählt worden, die den Weg von Berufs-Neulingen bis hin zu Berufs-Experten beschreibt. Sie liefert anschauliche Darstellungen, wie sich die notwendigen Kompetenzen im Laufe der Zeit entwickeln. Mit dem Erreichen der höchsten Kompetenzstufe bewegen sich die Mitarbeiter auf einem Niveau, auf dem sie insgesamt besser mit Belastungen umgehen können bzw. genau wissen, wie sich Belastungssituationen effektiv bewältigen lassen.

Viele der Voraussetzungen, die zum Erreichen des Expertentums führen, weisen Parallelen zum „Kohärenzerleben" von Antonovsky auf. Kohärenz bedeutet „innere Stimmigkeit", also eine Art Grundeinstellung des einzelnen Menschen um vorhandene Ressourcen zum Erhalt seiner Gesundheit und seines Wohlbefindens zu nutzen. Daher ergänzen sich diese beiden Theorien in vielerlei Hinsicht und eignen sich besonders für Ansätze der Burnout-Prävention.

4.1 Der salutogenetische Ansatz von Aaron Antonovsky

Das Konzept der Salutogenese ist von dem amerikanisch-israelischen Medizinsoziologen Aaron Antonovsky (1923-1994) entwickelt worden.[22]
Den Begriff ‚Salutogenese' hat Antonovsky selbst erschaffen, er setzt sich aus dem lateinischen Wort *Salus* (Unverletztheit, Heil) und dem griechischen Wort *Genese* (Entstehung) zusammen.
Salutogenese bildet somit begrifflich einen Gegenpol bezugnehmend auf den allgemein gängigen Begriff der *Pathogenese*:
Aufgrund kritischer Überlegungen im Hinblick auf die bis dahin übliche „pathogenetische" Betrachtungsweise durch die Gesellschaft mit ihrem Fokus auf Kuration von Er*krank*ungen, geht Antonovsky der entgegengesetzten Fragestellung nach, warum Menschen *gesund* bleiben.

Er gibt im Gegensatz zu der altbewährten Sichtweise des biomedizinischen Krankheits- und Präventionsmodells „Was sind die Ursachen von Krankheit und ihre Risikofaktoren" der Anschauung den Vorrang „Was sind die Bedingungen von Gesundheit und welche Faktoren schützen und erhalten die Gesundheit".
Die zentrale Fragestellung, aus der Antonovsky sein Konzept der Salutogenese entwickelt hat, lautet: *„Warum bleiben einige Menschen unter schwerster Belastung und Stress gesund und warum werden andere Menschen unter identischen Voraussetzungen krank?"*
Was ist die Besonderheit bei diesen Menschen, die mit Belastung und Stress scheinbar besser umgehen können?

Antonovsky hat nicht die Absicht, mit dem Begriff der Salutogenese einen Zustand der absoluten Gesundheit zu beschreiben.
Der üblichen dichotomen Trennung in „gesund" und „krank" (das Eine schließt das Andere aus), stellt das Konzept der Salutogenese ein Kontinuum mit den Polen „Gesundheit" (körperliches Wohlbefinden) und „Krankheit" (körperliches Missempfinden) gegenüber. Weder völlige Gesundheit noch

---

[22] Die Ausführungen des nun folgenden Kapitels sind in ihren zentralen Aussagen dem Bd. 6 der Bundeszentrale für gesundheitliche Aufklärung entnommen. Inhaltliche oder wörtliche Zitate werden nicht mehr gesondert gekennzeichnet.

völlige Krankheit sind für lebende Organismen wirklich zu erreichen. Jeder Mensch kann, auch wenn er sich selbst als gesund erlebt, trotzdem kranke Anteile in sich tragen und umgekehrt.
Die Frage ist also nicht, ob jemand gesund oder krank ist, sondern *wie nahe* bzw. *wie weit entfernt* er von den Endpunkten Gesundheit und Krankheit jeweils ist.

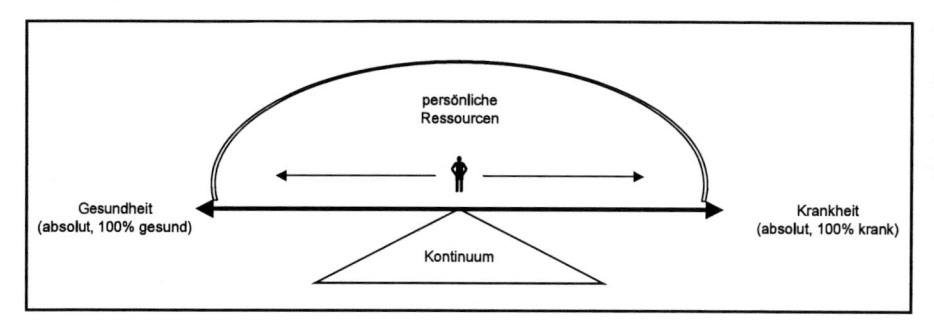

Abb. 7: Das Gesundheits-Krankheits-Kontinuum. Quelle: eigene Erstellung nach Antonovsky (1997)

Das Gesundheits-Krankheits-Kontinuum (vgl. Abb 7) steht als Sinnbild dafür, dass der Mensch nicht entweder krank oder gesund ist, sondern dass Anteile von Gesundheit und Krankheit in jedem Individuum stecken. Chronisch Kranke können sich demnach gesund fühlen, während sich Gesunde in diesem Zustand krank fühlen würden.
Irgendwo zwischen den Polen „*Gesundheit*" und „*Krankheit*" sind die meisten Menschen angesiedelt, denn der menschliche Organismus strebt ein Gleichgewicht (= Homöostase) an. Die Salutogenese soll hierbei bewirken, dass kranke Anteile gelindert und zusätzlich gesunde Anteile gestärkt werden. Persönliche Ressourcen der Person sollen aufgefunden und gefördert werden, um sie somit zu stärken. Unter „*Ressourcen*" versteht man Hilfsmittel, mit denen die eigenen Ziele angesteuert und unangenehme Einflüsse reduziert werden können.
Der Kerngedanke der Salutogenese ist demnach, den Menschen stets als mehr oder weniger gesund und gleichzeitig als mehr oder weniger krank zu betrachten.
In diesem Zusammenhang hat Antonovsky den Begriff des *Kohärenzgefühls* geprägt (*sense of coherence, SOC*), der den zentralen Aspekt des salutogenetischen Modells bildet. Er beschreibt eine **Persönlichkeitseigenschaft** des Menschen und damit die allgemeine Grundhaltung eines Indivi-

duums gegenüber der Welt und dem eigenen Leben, also die persönliche Weltanschauung. Kohärenz ist hierbei gleichzusetzen mit dem Begriff „*innere Stimmigkeit*".

Diese Persönlichkeitseigenschaft bestimmt, wie gut der Mensch in der Lage ist, vorhandene Ressourcen zum Erhalt der Gesundheit und des Wohlbefindens zu nutzen. Je ausgeprägter das Kohärenzgefühl einer Person ist, desto gesünder ist sie bzw. desto schneller wird sie gesund und bleibt es. Die allgemeine Grundhaltung eines Individuums, die Welt als zusammenhängend und sinnvoll zu erleben, setzt sich aus drei Komponenten zusammen:

1. **Gefühl von Verstehbarkeit** (sense of comprehensibility): Diese Komponente beschreibt das kognitive Verarbeitungsmuster einer Person. Damit ist die Fähigkeit gemeint, Reize als geordnete, konsistente und strukturierte Informationen verarbeiten zu können. Es wird das Ausmaß beschrieben, in dem die Reize als sinnvolle Information wahrgenommen und dadurch erklärbar und strukturierbar werden.
2. **Gefühl von Handhabbarkeit** (sense of manageability): Diese Komponente bezieht sich auf das kognitiv-emotionale Verarbeitungsmuster einer Person und beschreibt die Überzeugung, dass Schwierigkeiten lösbar sind. Einerseits greift dieser Mensch auf seine vorhandenen Ressourcen zurück und andererseits muss er aber auch fest daran glauben, dass andere Personen oder eine höhere Macht dabei helfen, Probleme zu lösen.
3. **Gefühl von Sinnhaftigkeit** (sense of meaningfulness): Diese Komponente beschreibt das Ausmaß, in dem das Leben als emotional sinnvoll empfunden wird, die eigene Motivation. Damit ist die Einstellung gemeint, Probleme als Herausforderung zu sehen, für die es sich zu kämpfen lohnt - und nicht als schwere Belastung. Diese Komponente beschreibt die Bedeutsamkeit der positiven Erwartungen an das Leben.

Antonovsky sieht diese motivationale Komponente als den wichtigsten Faktor des Kohärenzgefühls an, denn ohne das Erleben von Sinnhaftigkeit neigt der Mensch dazu, das Leben vor allem als Last zu empfinden und jede weitere sich stellende Aufgabe als Qual zu betrachten.

Menschen mit stark ausgeprägtem Kohärenzgefühl können flexibel auf Anforderungen reagieren. Durch das Kohärenzgefühl werden die für diese Situation angemessenen Ressourcen aktiviert. Es wirkt damit als flexibles Steuerungsprinzip, das den Einsatz verschiedener Verarbeitungsmuster (Bewältigungsstrategien) in Abhängigkeit von den Anforderungen anregt.

Theoretischer Rahmen

Mit dem **Kohärenzerleben** bezeichnet Antonovsky eine überdauernde Lebensgrundhaltung des Vertrauens bei einem Individuum. Die das Leben beeinflussenden Faktoren sind für den Menschen somit vorhersehbar und erklärbar, Anforderungen kann erfolgreich begegnet werden und sie werden nicht als Bedrohung (Dysstress), sondern als Herausforderung (Eustress) erlebt.

Das Kohärenzgefühl entwickelt sich im Laufe der Kindheit und Jugend. Es wird von allen gesammelten Erfahrungen und Erlebnissen beeinflusst. Eltern können durch ihre Einstellung und ihr Verhalten auf die Entwicklung ihres Kindes einwirken. Dies geschieht beispielsweise durch die Förderung der Eigenaktivität und Eigenverantwortung des Kindes. Hierbei ermutigen Eltern ihre Kinder, sich an etwas heranzutrauen, was sie bisher noch nicht konnten, um neue Kenntnisse und Fähigkeiten zu entwickeln. Ein weiterer Aspekt ist die Konfliktfähigkeit. Hierbei demonstrieren Eltern ihren Kindern, Problemen nicht auszuweichen, sondern sich mit ihnen bewusst auseinander zu setzen und aktiv nach Lösungen zu suchen.

Im jungen Erwachsenenalter sind Veränderungen noch möglich und mit etwa 30 Jahren ist laut Antonovsky das Kohärenzgefühl ausgebildet und bleibt relativ stabil.

Antonovskys Untersuchungen haben ergeben, dass die psychische Gesundheit erheblich und die physische Gesundheit zum Teil, mit dem Kohärenzgefühl korrelieren. Es besteht also ein direkter Zusammenhang. Je höher die innere Stimmigkeit ist, desto geringer sind vor allem Depressivität, Ängstlichkeit und psychosomatische Beschwerden.

Nach Antonovsky können Ressourcen – und dazu zählen auch Bewältigungsstrategien – erst dann wirkungsvoll eingesetzt werden, wenn die betreffende Person ein hohes Kohärenzgefühl besitzt, also eine kohärente Lebenseinstellung entwickelt hat bzw. daran arbeitet, sie zu entwickeln. Das Kohärenzgefühl ist demnach die zentrale, aber auch komplexe Moderatorvariable für Gesundheit und gesunde, positive Lebensbewältigung.

Stressoren und Stressreaktionen

Stressoren sind im Verständnis von Antonovsky „eine von innen oder außen kommende Anforderung an den Organismus, die sein Gleichgewicht stört und die zur Wiederherstellung des Gleichgewichtes eine nicht-automatische und nicht unmittelbar verfügbare, energieverbrauchende Handlung erfordert".

Stressreaktionen treten besonders deutlich unter Umständen auf, die im Zusammenhang mit mangelnder Vorhersehbarkeit und Kontrollierbarkeit von Stressoren stehen sowie bei unzureichender Bewältigungskompetenz und fehlender sozialer Unterstützung.

Zunächst einmal führen Stressoren zu einer psychophysiologischen Aktivierung, da das Individuum nicht weiß, wie es reagieren soll. Verfügt die betreffende Person über ein hohes Maß an Kohärenzgefühl kann sie einen Reiz, den eine Person mit schwachem SOC als spannungserzeugend erfahren würde, unter Umständen als neutral bewerten. Es schützt sie ihr grundlegendes Vertrauen, dass sich die Situation schon bewältigen lassen wird.

Antonovsky geht davon aus, dass Menschen mit einem hohen SOC auf bedrohliche Situationen förderlicher mit situationsangemessenen und zielgerichteten Gefühlen reagieren (z.B. mit Ärger über einen bestimmten Sachverhalt). Personen mit einem niedrigen SOC reagieren dagegen eher mit diffusen, schwer zu regulierenden Emotionen (z.B. mit blinder Wut). Sie erweisen sich als handlungsunfähiger, weil ihnen das Vertrauen in die Bewältigbarkeit des Problems fehlt.

Bezüglich der Ressourcen eines Menschen unterscheidet Antonovsky individuelle Faktoren (z.B. körperliche Faktoren, Intelligenz, Bewältigungsstrategien) von sozialen/kulturellen Faktoren (z.B. soziale Unterstützung, finanzielle Möglichkeiten, kulturelle Stabilität). Alle entsprechenden Ressourcen können die Widerstandsfähigkeit einer Person erhöhen und werden deshalb als generalisierte Widerstandsressourcen bezeichnet.

Solche Widerstandsressourcen haben zweierlei Funktionen: Zum einen prägen sie kontinuierlich die Lebenserfahrungen und *ermöglichen* bedeutsame und kohärente Lebenserfahrungen, die wiederum das Kohärenzgefühl formen. Zum anderen wirken sie als Potenzial, das aktiviert werden kann, wenn es für die Bewältigung eines Spannungszustandes erforderlich ist.

Da ein zu hohes Maß an anhaltendem oder wiederholtem Erleben von Stress zusammen mit körperlichen Schwächen eine Gefährdung des Gesundheitszustandes mit sich bringt, geht es im Konzept der Salutogenese vor allem darum zu verhindern, dass sich Spannung in eine Belastung verwandelt.

Bedeutsamkeit dieses theoretischen Rahmens im Zusammenhang mit dem Burnout-Syndrom

Grundsätzlich kann somit festgestellt werden, dass Menschen mit einem ausgeprägten Kohärenzgefühl über eine ausgeglichene innere Stimmigkeit verfügen. Sie kennen und nutzen erforderliche Ressourcen um auftretende Probleme und Stress zu bewältigen und ihre Gesundheit und ihr Wohlbefinden zu stärken. Dabei nehmen sie sich und ihre Umwelt als Ganzes wahr, sind sich ihrer eigenen Denkweisen bewusst, ihrer Emotionen und Motivation.

Aufgrund dessen ist es wichtig, das Kohärenzgefühl bei den eigenen Mitarbeitern zu unterstützen und zu fördern. Die Mitarbeiter sollen durch Kompetenzentwicklung darin unterstützt werden, vorhandene (eigene) Ressourcen zum Erhalt des Wohlbefindens angemessen zu nutzen. Auf diese Weise fällt es ihnen leichter, geeignete Bewältigungsstrategien einzusetzen und sie können flexibel auf Anforderungen reagieren. Durch die damit einhergehende Förderung der Konfliktfähigkeit und Stärkung der Eigenaktivität und Eigenverantwortung kann ein positiver Einfluss auf das Betriebsklima und das gesamte Dienstleistungsunternehmen ausgeübt werden.

4.2 Berufliche Qualifikation und Kompetenz

Die Begriffe „Qualifikation" und „Kompetenz" sind grundsätzlich differenziert zu betrachten. Qualifikationen werden als von außen an die Mitarbeiter herangetragene Erwartungen definiert (z.B. formale Bildungsabschlüsse), Kompetenzen werden dagegen als Kenntnisse, Fähigkeiten und Fertigkeiten aus der Perspektive des Individuums betrachtet. Durch Qualifikationen werden Mitarbeiter in die Lage versetzt, das theoretisch Gelernte in regelgebundenes Handeln umzusetzen (*„know that"*). Kompetenzen hingegen beinhalten eigenständiges, reflektiertes und evaluiertes Handeln des Individuums (*„know how"*). Durch die Verknüpfung von *„know that"* und *„know how"* entwickelt sich im Laufe der Zeit Expertentum.[23]

Unter „Experten" werden Personen verstanden, die berufliche Aufgaben bewältigen, für die man eine lange Fachausbildung und praktische Erfahrungen benötigt. Zu den Fähigkeiten von Experten gehört, dass sie Probleme erkennen und verstehen, Probleme lösen (und die Lösung auch erklären kön-

---

[23] vgl. Elsholz, U. (2002). *Kompetenzentwicklung zur reflexiven Handlungsfähigkeit.* S.31-43

nen), in der Lage sind, die eigene Kompetenz einzuschätzen, Randgebiete ihres Faches überschauen können, sowie Wissen erwerben und strukturieren. Das „Wissen" der Experten (=Information) ist das intellektuelle Kapital von Organisationen. Wissensentwicklung fördert die Kompetenzentwicklung der Mitarbeiter. Qualifikationen sind notwendige, aber keinesfalls hinreichende Voraussetzungen dafür, um Kompetenzen entwickeln zu können. Kompetenzen sind stets auf die Erreichung eines bestimmten Zieles ausgerichtet und basieren vor allem auf praktischem Wissen. Sie stellen demnach das *know how* in den Mittelpunkt, also die Befähigung des lernenden Menschen und bilden die Basis, mit grundlegendem, relevantem Wissen umgehen zu können.

Qualifikationen dagegen stellen im beruflichen Kontext des Lernens die Voraussetzung zur Entwicklung von Kompetenzen dar. Worin der Unterschied zwischen einem qualifizierten und einem kompetenten Mitarbeiter besteht, kann in Anlehnung an das fünfstufige Kompetenz-Entwicklungskonzept von Hubert L. Dreyfus und Stuart E. Dreyfus definiert werden. Sie haben ein Stufenmodell konstruiert, bei dem auf dem Weg vom Novizen zum Experten bestimmte Fähigkeiten entwickelt werden, die es dem Experten letztlich ermöglichen, völlig intuitiv zu handeln.

Um dieses genannte theoretische Konstrukt in ein verständliches, anschauliches Bild zu übertragen, das für den Bereich des Gesundheitswesens relevant ist, wird im nun folgenden Kapitel die praktische Anwendung des Modells im Bereich der Krankenpflege beispielhaft beschrieben.

4.3 Die Entwicklung zum Pflegeexperten nach Patricia Benner

Patricia Benner hat 1982 an der Pädagogischen Hochschule der University of California, San Francisco (UCSF) promoviert. Ihre Hauptfächer sind „Stress" und „Bewältigung" gewesen. Aus einer staatlich finanzierten amerikanischen Studie (AMICAE-Projekt = Achieving Methods of Intraprofessional Consensus, Assessment and Evaluation), bei der Patricia Benner in den Jahren 1978 bis 1981 die Rolle der Projektleiterin innehatte, ist ihr 1983 veröffentlichtes Werk „From Novice to Expert" (im Deutschen 1994 veröffentlicht als „Stufen zur Pflegekompetenz") entstanden. In dieser Studie hat sie Unterschiede zwischen praktischem und theoretischem Wissen im Vergleich von ‚Neulingen des Pflegeberufes' zu ‚Pflegeexperten' bzgl. der Wahrnehmung von Situationen und der Ausübung pflegerischer Aufgaben erforscht. Aus den gewonnenen Forschungsergebnissen hat Benner in Anlehnung an das bereits vorgestellte Modell des Kompetenzerwerbs von Dreyfus und Dreyfus ihre Theorie der Kompetenzentwicklung erarbeitet.[24] Diese Ergebnisse werden in diesem Kapitel an der Berufsgruppe der Pflegekräfte vorgestellt. Sie können jedoch in ihren Grundsätzen und Prinzipien auf alle anderen Berufsgruppen im Gesundheits- und Sozialwesen übertragen werden.

Dem Modell zufolge durchlaufen Lernende beim Erwerben und Vertiefen einer Fähigkeit fünf verschiedene Leistungsstufen. Sie beginnen als Neulinge, werden zu Fortgeschrittenen Anfängern, zu Kompetenten, danach zu Erfahrenen und als höchste Stufe zu Experten.

Während dieser Zeit wandeln sich drei grundlegende Aspekte:
- Veränderung weg vom Befolgen abstrakter Grundsätze hin zum paradigmatischen Rückgriff auf konkrete Erfahrungen
- Veränderung der Wahrnehmung von situativen Erfordernissen; die Lernenden sehen die Situation immer weniger als eine Summe gleich wichtiger Einzelheiten und immer mehr als vollständiges Ganzes, in dem nur bestimmte Teile wichtig sind
- Entwicklung von unbeteiligten Beobachtern zu engagiert Handelnden

Auf der Basis des Dreyfus-Modells hat Patricia Benner die Stufen des Kompetenzerwerbs in die Pflege übertragen und beschrieben. Ihre Forschungsergebnisse stützen sich auf Gespräche mit Pflegepraktikern und ihren Erfahrungsschatz im Pflegealltag. Die Stufen der Pflegekompetenz zeigen ganz klare Charakteristika und lassen sich deshalb differenziert darstellen.

---

[24] vgl.: Benner, P. (1994). *Stufen zur Pflegekompetenz – From Novice to Expert* **und** ... n.S. ... Und: Benner, P.; Tanner, C.A.; Chesla, C.A. (2000). *Pflegeexperten: Pflegekompetenz, klinisches Wissen und alltägliche Ethik.* Inhalte des nun folgenden Abschnittes sind sinngemäß diesen beiden Werken entnommen.

Nun folgen die wesentlichen Auszüge:

1. Neulinge

Neulinge haben keinerlei Erfahrung oder Verständnis für die berufliche Situation, in der sie etwas leisten sollen. Sie brauchen daher Anweisungen, Standards, Regeln, Checklisten oder andere Hilfsmittel, um sich in der Praxis zurechtzufinden. Dabei ist es für sie problematisch Entscheidungen zu treffen, wenn der Arbeitsablauf aus der Routine ausbricht. Es fällt ihnen in diesen Situationen schwer zu entscheiden, welche Handlungen in der Akutsituation wichtig sind und welche verschoben werden können.

2. Fortgeschrittene Anfänger

Fortgeschrittene Anfänger können oft bereits „Wichtiges von Unwichtigem" unterscheiden. Sie vermögen, aus ihrer bereits gewonnenen praktischen Erfahrung, typische Situationen wiederzuerkennen und ihre Handlungen danach auszurichten. Sie haben schon einen umfassenderen Überblick und weitreichendere Hintergrunderfahrungen als Neulinge.

3. Kompetente Pflegende

Kompetente Pflegende haben bereits über zwei bis drei Jahre fortdauernde Erfahrungen gesammelt. Sie können Prioritäten setzen und Handlungen auf Ziele oder Pläne ausrichten. Sie sind in der Lage, Probleme bewusst, abstrakt und analytisch zu betrachten. Das bewusste Planen ermöglicht ein effizientes und organisiertes Arbeiten. Lediglich in außergewöhnlichen Akutsituationen, in denen rasch und präzise reagiert werden muss, können noch Probleme auftreten.

4. Erfahrene Pflegende

Erfahrene Pflegende nehmen die berufliche Situation „als Ganzes" wahr und nicht mehr in einzelnen Aspekten. Ihre Wahrnehmung und ihr Erfahrungswissen helfen ihnen, die Analyse des Problems durch ein spontanes Begreifen transparent zu machen und in rasche Problemlösungen umzusetzen. Ihre Arbeit richtet sich strukturiert nach Maximen aus, die ein tiefgehendes Verständnis der Situation erfordern.

5. Pflegeexperten

Auf die „Wahrnehmung" der erfahrenen Pflegenden folgt nun bei den Pflegeexperten die höchste Kompetenzstufe mit dem Attribut der „Intuition". Diese Stufe wird nach einer ca. vier- bis fünfjährigen Berufserfahrung erreicht. Pflegeexperten ‚erspüren' und ‚erahnen' bereits leichte Tendenzen von Veränderungen oder Zustandsverschlechterungen am Patienten, wenn klinisch noch keine Veränderungen nachzuweisen sind. Zudem handeln sie

Theoretischer Rahmen

zielgerichtet nach analytischen Prinzipien und verschwenden keine Zeit mit unnötigen Überlegungen über Alternativlösungen. Sie stoßen direkt auf den Kern des Problems vor. Gleichzeitig mit dem „Erfassen" der Situation handeln sie bereits intentional.

Bemerkenswert ist, dass sie oft Schwierigkeiten haben ihr Wissen in Worte zu fassen. Dies wird besonders deutlich, wenn sie versuchen bei der beruflichen Anleitung von Neulingen ihre intuitiven Wahrnehmungen rational zu erklären.

Pflegeexperten nutzen ihr gründliches Wissen über eine bestimmte Person in einer konkreten Situation, um zu einer von Sorge getragenen, kompetenten Pflegepraxis zu kommen und hier möglichst präzise und korrekte Entscheidungen auch in Akutsituationen zu treffen. Sie nehmen die Situation als Ganzes wahr. Sie benutzen vergangene konkrete Situationen als „Musterfälle" und setzen direkt am Kern des Problems an.

Durch das aus der Praxis gewonnene klinische Urteilsvermögen festigen sie ihren beruflichen Status und legitimieren ihre Entscheidungen. Sie bekommen eine entsprechende Wertschätzung der Patienten und der anderen Mitglieder des therapeutischen Teams entgegengebracht.

Pflegeexperten zeichnen sich dadurch aus, dass sie ihre Stärken und Schwächen kennen und sich bemühen, ihre Praxis stets an ihren Stärken auszurichten.

Benner hat mit ihrem Pflegekompetenzmodell verdeutlicht, dass pflegerisches Wissen und Können keine starren Gebilde sind, sondern durch permanentes Lernen und Erfahrungen ausgebaut und vervollständigt werden. Sie stellt Forderungen an die jeweiligen Stufen, wie dort das Wissen zu vertiefen und zu erweitern ist. Das Lernen soll dabei ganzheitlicher sein und soll nicht in regelhafte Formen gepresst werden.

In den Kompetenzstufen wird das *theoretische* Wissen immer mehr durch *praktisches* Wissen ergänzt, umgeformt oder auch ganz neu definiert. Für dieses Phänomen gibt es in der englischen Sprache eine treffende Formulierung: *„know-that"* und *„know-how"*. Damit ist das „Wissen, dass es so ist" und das „Wissen, wie etwas funktioniert" gemeint. Das „know-that" wird hierbei eher als wissenschaftlich-theoretisches Wissen verstanden und das „know-how" eher als Praxiswissen. Benner hat festgestellt, dass sich pflegerische Kompetenzen erst durch die *Verbindung* von „know-that" und „know-how" steigern lassen und vor allem im Ausbau des Praxiswissens, also dem „know-how" Expertentum entsteht.

Pflege, Stress und Bewältigung[25]

Die zentrale Thematik des Buches „Pflege, Stress und Bewältigung" ist der Stress, dem Pflegende im Berufsleben ausgesetzt sind, einschließlich seiner Entstehung, Bewältigung etc.

Die Begriffe „Fürsorge", „Stress", „Bewältigung", „Krankheit und krank sein", „Gesundheit und Gesundheitsförderung" werden eingehend aus der Perspektive der Autorin[26] erläutert. Diese „Fürsorgetheorie" ist die Erweiterung ihrer Theorie aus dem Werk „Stufen zur Pflegekompetenz".

Benners Menschenbild stützt sich hierbei auf das phänomenologische Weltbild Martin Heideggers. Als phänomenologisch wird eine Methode bezeichnet, die die Lebenswelt des Menschen als ganzheitliche Interpretation alltäglicher Situationen versteht. Heidegger beschreibt den Menschen als ein sich selbst interpretierendes Wesen, das eine Einheit aus Körper und Geist bildet.

Er distanziert sich vom dualistischen Denken, dass der Mensch sowohl aus einem Körper als auch aus einem Geist besteht, sondern versteht ihn als eine Einheit, die als untrennbar Ganzes existiert. Alle menschlichen Erfahrungen, Erlebnisse und das Wissen betreffen Körper und Geist gleichermaßen. Der Mensch ist ein in die Situation eingebundenes Wesen, das verkörperlicht Intelligenz besitzt, in einer bedeutsamen Welt aufgewachsen ist und persönliche Anliegen verfolgt. Durch eine sorgende Haltung können zwischenmenschliche Beziehungen aufgebaut werden. Dabei wird deutlich, was für einen Menschen wichtig oder weniger wichtig ist und welche Ereignisse als stressreich empfunden werden.

„Krankheit" (= disease) und „krank sein" (= illness) haben für Benner unterschiedliche Bedeutungen. „Krankheit" wird als pathologischer Vorgang definiert, „krank sein" als menschliche Erfahrung von Verlust oder von Funktionsstörungen. Diese Störung oder den Verlust bezeichnet Benner als „Stress", welcher sich auf die körperliche, intellektuelle und/oder emotionale Wahrnehmung einer Störung beziehen kann. Dabei kann es sich auch um eine Situation handeln, in der das alte Seinsverständnis einer Person keine Gültigkeit mehr besitzt (z.B. Heirat, Scheidung, Verlust eines Menschen, Arbeitslosigkeit etc.). Dadurch kommt es zu einem Zusammenbruch des

---

[25] vgl.: Benner, P.; Wrubel, J. (1997). *Pflege, Stress und Bewältigung: Gelebte Erfahrung von Gesundheit und Krankheit*

[26] In diesem Abschnitt wird im Hinblick auf die Titel-Thematik der Diplom-Arbeit nur Patricia Benner als Autorin angeführt. Die genannten Erkenntnisse beziehen sich jedoch auch immer gleichermaßen auf ihre Co-Autorin dieses Buches, Judith Wrubel.

reibungslosen Funktionierens. Dies betrifft immer die Person als Ganzes und bereitet ihr Stress.

Der Begriff der „Sorge" ist nach Meinung Benners sehr eng mit dem des „Stresses" verbunden. Es wird sogar eine Abhängigkeitsbeziehung hergeleitet: "Erst wenn eine sorgende Haltung hinzukommt, kann ein Ereignis zum Stress werden". Entsteht eine solche durch Sorge gekennzeichnete zwischenmenschliche Bindung, zeigt sich die Gefahr der eigenen Verletzlichkeit. Sorge ist jedoch nicht nur ein Indiz für potenzielle Stress-Auslöser, sondern zeigt gleichzeitig Bewältigungs-Möglichkeiten auf: „Sorge ermöglicht Lösungen". Benner betont, dass die Sorge Voraussetzung jeder erfolgreichen Bewältigung ist. „Bewältigung" meint hierbei, was die Person gegen eine solche Störung unternimmt.

Bei den Bewältigungsstrategien geht es nicht darum, Distanz und Kontrolle zu schaffen, sondern den Menschen die Möglichkeit zu eröffnen, Stresssituationen sinnvoll zu bewältigen. Was der Mensch als stressreich empfindet und welche Bewältigungsstrategien er in Betracht zieht, hängt von seiner Auffassung über sich selbst, von seinen Erfahrungen, seinen Fertigkeiten und Gewohnheiten ab. Eine erfolgreiche Stressbewältigung kann zwar Verlust- und Schmerzgefühle nicht aufheben, sie kann jedoch helfen, mit den durch die Erfahrungen verbundenen Gefühlen umgehen zu lernen und „...eine nur durch zwischenmenschliche Verbundenheit mögliche tiefere Befriedigung zu erleben".

Zwar kann sich ein Mensch nicht aus seinem kulturellen und historischen Kontext befreien, da er aber ein „sich selbst interpretierendes" Wesen ist und seinen Kontext auch selbst prägt, ergeben sich situative Freiheit und Möglichkeiten den Stress zu bewältigen. *Situative Freiheit* bedeutet, dass der Mensch nicht völlig frei in seinen Entscheidungen ist, da er sich von seinen Bindungen zu den Menschen und Dingen in seiner Welt nicht ohne Weiteres lösen kann. Daher empfiehlt Benner *nicht* die üblichen Bewältigungsstrategien des Stress-Managements wie Entspannung, Ablenkung, Distanzierung etc. Sie stellt stattdessen die Kraft, die von zwischenmenschlichen Bindungen und persönlichen Anliegen ausgeht in den Vordergrund. Diese befähigt betroffene Personen dazu die Situation zu ordnen, bestimmte Aspekte als wesentlich zu erkennen, Probleme wahrzunehmen, potenzielle Lösungen zu erkennen und daraus entwickelte Strategien praktisch umzusetzen.

Benner bevorzugt daher den Begriff „Wohlbefinden" für Gesundheit, da er die gelebte Erfahrung von Gesundheit widerspiegelt.

Theoretischer Rahmen

In Anlehnung an Antonovskys Theorie der Salutogenese vertritt auch sie die Ansicht, dass selbst die Illusion von wiederhergestellter Kontrolle einem Menschen tatsächlich Gesundung bringen kann: „Eine kohärente und widerstandsfähige Form von Gesundheit und Heilung entsteht durch die Wiederherstellung des Gefühls, dass unsere Welt und unser Körper vertrauenswürdig und kompetent sind. Es ist möglich, uns selbst und anderen zu vertrauen, ohne dadurch in einen Zustand der Abhängigkeit oder Passivität zu geraten".

Unter „Gesundheitsförderung" versteht Benner die Veränderungen ungesunder Lebensstile. Diese Veränderungen sollen jedoch nicht durch bloßes „überstülpen" neuer Verhaltensmuster geschehen. Gesundheitsfördernde Maßnahmen sollen sich an den für die Person wichtigen Aspekten und an den ihr zur Verfügung stehenden Bewältigungsoptionen orientieren. Dabei müssen der soziale und kulturelle Kontext ebenfalls berücksichtigt werden, da sie den Lebensstil und somit auch die Auswahl der Bewältigungsstrategien mit prägen.

„Gesundheit als Wohlbefinden entsteht, wenn die Person sich für eine gesunde Selbstpflege engagiert, wenn sie sorgt und sich umsorgt fühlt – wenn sie dem Selbst, dem eigenen Körper und anderen Menschen vertraut. Zu einem Zusammenbruch kommt es, wenn dieses Vertrauen gestört ist. Wohlbefinden kann wieder hergestellt werden, wird jedoch nicht durch vollständige Passivität erreicht".[27]

---

[27] zitierte Textausschnitte dieses Kapitels: Benner, P.; Wrubel, J. (1997). *Pflege, Stress und Bewältigung.*

4.4 Verknüpfung der Ansätze

Vor dem Hintergrund, dass Patricia Benner ihre Theorie unter anderem aus dem Konzept der Salutogenese von Antonovsky entwickelt hat, weisen die beiden Ansätze zahlreiche Parallelen auf und lassen sich gut miteinander verknüpfen. Die Kombination der Theorien ist sinnvoll, da sie, wenn sie bei einem Menschen vereint in ihrem vollen Spektrum vorhanden sind, bei einer ganzheitlichen Betrachtung von Gesundheit und Wohlbefinden optimale Voraussetzungen hierfür und für psychische Stabilität schaffen.

Im Vergleich der beiden theoretischen Ansätze finden sich übereinstimmende Grundgedanken der beiden Theoretiker. So liegt beispielsweise dem Erreichen der Kompetenzstufe „Pflegeexperte" ein ausgeprägtes Kohärenzgefühl zugrunde. Auf der anderen Seite ist „ein gesundes Selbstwertgefühl", eine Eigenschaft von Pflegeexperten, die Voraussetzung für „innere Stimmigkeit" und das Kohärenzerleben.

Das gesunde Selbstwertgefühl im Rahmen des Kohärenzerlebens fördert bei einem Individuum die Konfliktfähigkeit und die Fähigkeit, sich Problemen aktiv zu stellen. Das Selbstwertgefühl der Berufsexpertin ermöglicht ihr eine kompetente Entscheidungsfindung und einen wirkungsvollen Einsatz von Bewältigungsstrategien. Sind diese Bedingungen in einer Person existent, besteht auf der Persönlichkeitsebene keine Angriffsfläche für das Auftreten eines Burnout-Syndroms.

Um das Ineinandergreifen zu verdeutlichen, werden sie in Abb. 8 einander gegenübergestellt.

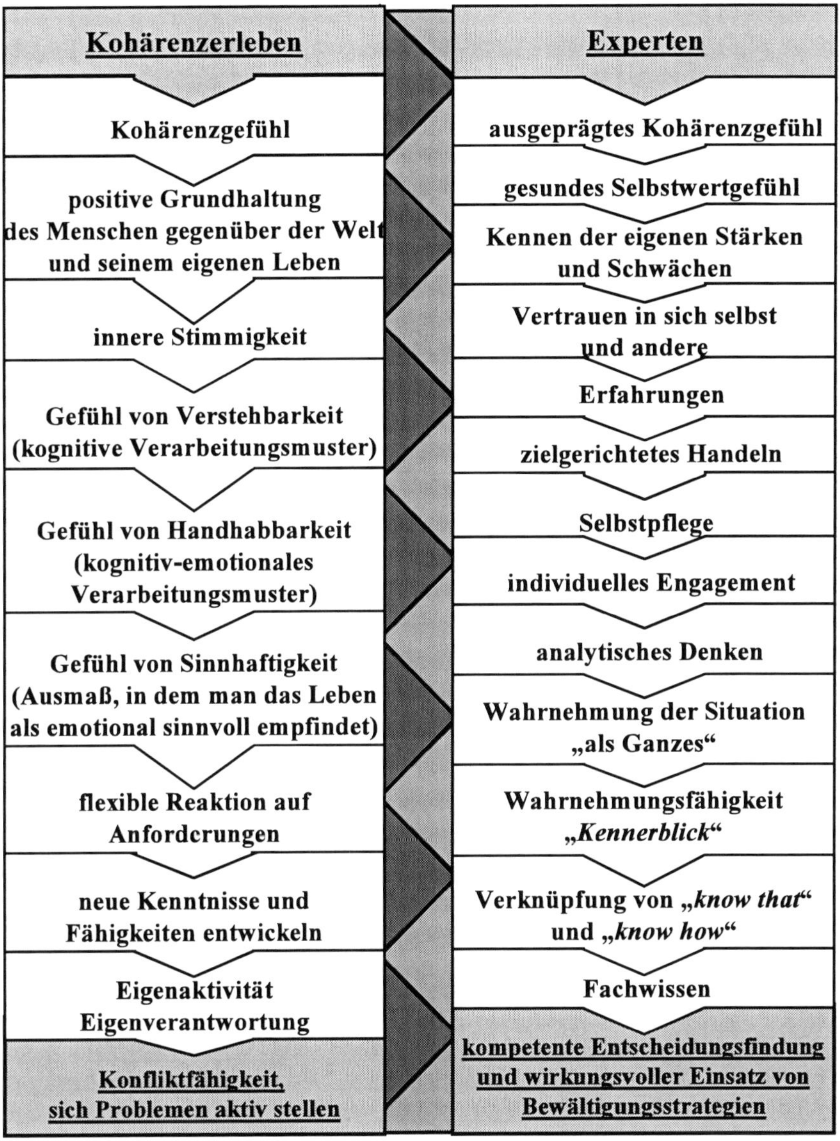

Theoretischer Rahmen

Kohärenzerleben	Experten
Kohärenzgefühl	ausgeprägtes Kohärenzgefühl
positive Grundhaltung des Menschen gegenüber der Welt und seinem eigenen Leben	gesundes Selbstwertgefühl
	Kennen der eigenen Stärken und Schwächen
innere Stimmigkeit	Vertrauen in sich selbst und andere
Gefühl von Verstehbarkeit (kognitive Verarbeitungsmuster)	Erfahrungen
	zielgerichtetes Handeln
Gefühl von Handhabbarkeit (kognitiv-emotionales Verarbeitungsmuster)	Selbstpflege
	individuelles Engagement
Gefühl von Sinnhaftigkeit (Ausmaß, in dem man das Leben als emotional sinnvoll empfindet)	analytisches Denken
	Wahrnehmung der Situation „als Ganzes"
flexible Reaktion auf Anforderungen	Wahrnehmungsfähigkeit „Kennerblick"
neue Kenntnisse und Fähigkeiten entwickeln	Verknüpfung von „know that" und „know how"
Eigenaktivität Eigenverantwortung	Fachwissen
Konfliktfähigkeit, sich Problemen aktiv stellen	**kompetente Entscheidungsfindung und wirkungsvoller Einsatz von Bewältigungsstrategien**

Abb. 8: Gegenüberstellung und Verknüpfung der beiden Ansätze des theoretischen Rahmens. Quelle: eigene Darstellung in Anlehnung an die Theorien von Antonovsky und Benner

5 Methoden

Im nachfolgenden Teil der Arbeit soll sich die thematische Zielsetzung herauskristallisieren, ob die Entwicklung zur Kompetenzstufe der Berufsexpertin Auswirkungen hat auf die Wahrnehmung von Belastungen, auf deren Einschätzung und auf die Auswahl der Bewältigungsansätze.

Nachdem bisher die wesentlichen Grundlagen, der Hintergrund und der theoretische Rahmen für die genauere Betrachtung von Burnout dargelegt worden sind, folgt nun der Methodenteil, in dem die Datengewinnung und die exakte Herangehensweise an die Thematik veranschaulicht werden.

Für diese Arbeit sind Methoden ausgewählt worden, die zur Bearbeitung der ausgewählten Hypothesen und Fragestellungen geeignet sind. Nach der Begründung der Auswahl der entsprechenden methodischen Ansätze werden diese nachstehend umfassend erläutert und in den Zusammenhang des analytischen Vorgehens gebracht.

Die „*Methode*" (griech.: *methodos* „Nachgehen, Verfolgen") ist im Allgemeinen als „eine geistige Grundlage für planmäßiges, folgerichtiges Verfahren, Vorgehen, Forschen, Handeln"[28] definiert. In den Wissenschaften handelt es sich hierbei um eine Vorgehensweise, um neue Erkenntnisse zu erlangen.

5.1 Methodenwahl und Begründung

Die Methodendiskussion in den Sozialwissenschaften ist geprägt durch die Kontroverse zweier unterschiedlicher Forschungsrichtungen: der quantitativen und der qualitativen Sozialforschung. Die quantitative Sozialforschung steht in der Denktradition der „erklärenden" Ansätze. Sie verfolgt das Ziel, mit Hilfe bestimmter methodischer Instrumente (wie z.B. repräsentative Befragungen, statistische Messverfahren etc.) gesellschaftsweite Trends auf breiter Datengrundlage zu dokumentieren und ursächlich zu erklären. „Quantitative Methoden ermöglichen eine standardisierte und kontrollierte Datenermittlung, deren Auswertung in Form qualifizierter Daten anhand statistisch-mathematischer Verfahren erfolgt."[29] Der Forscher nimmt hierbei die „Beobachterperspektive" ein. Er betrachtet einen Sachverhalt „von außen" in Form von objektiver Beobachtung, Beschreibung und Erklärung. Die quantitative Forschung sucht nach allgemeinen Gesetzen und Ursachen.

---

[28] vgl. Reinhold, G. (2000). *Soziologie-Lexikon*, S.356
[29] vgl. Siegrist, J. (1995). *Medizinische Soziologie*, S.131

Im Gegensatz dazu orientiert sich die qualitative Sozialforschung, die für diese Untersuchung ausgewählt worden ist, am Modell des „Verstehens".

Sie ist gegenüber der quantitativen Sozialforschung darum bemüht, den Selbstdeutungen, Erfahrungen, Bewältigungsmustern und Lebensperspektiven der Angehörigen ganz bestimmter sozialer Gruppen aus der „Teilnehmerperspektive" nachzuspüren. Sie deckt die Sinndeutungen und Interpretationen der Handelnden selbst aus der Teilnehmerperspektive auf. Der Forscher betrachtet dabei einen Sachverhalt „von innen".

„Alfred Schütz, der als Begründer der soziologischen Phänomenologie gilt, führt hier das Konzept der soziologischen Analyse ein. Der *Alltag*, die Welt des ‚Jedermann', ist als die ‚ausgezeichnete Wirklichkeit' (Schütz) zu verstehen, in der jeder Mensch lebt, denkt, handelt und sich mit anderen verständigt. Die Alltagswelt ist der unbefragte Boden aller Geschehnisse. Die Alltagswelt ist von Anfang an eine intersubjektive Kulturwelt, in der alle Tatsachen immer schon interpretierte Tatsachen sind, die auf Sinnzusammenhänge und Denkmuster verweisen, die Erfahrung und Handeln in der alltäglichen Welt ermöglichen. Die Erfahrungsweise des alltäglichen Verstehens bezeichnet Schütz als ‚common sense', das Leben in der *natürlichen Einstellung*."[30]

Das zentrale Untersuchungsfeld der qualitativen Sozialforschung liegt somit in der Analyse der *natürlichen Einstellungen* und des *Alltags* von sozial Handelnden sowie ihrer *Erfahrungen* und *Wissensvorräte*. Vereinfacht ausgedrückt bedeutet dies, dass durch diese Forschung Phänomene des Alltags aufgedeckt und aufgeklärt, also *verstanden* werden.

Empirischen Arbeiten liegen generell drei Analysephasen zugrunde: Zu Beginn werden Erhebungstechniken durchgeführt, die der Materialsammlung dienen. Darauf folgen die Aufbereitungstechniken, die zur Sicherung und zur Strukturierung des Materials dienen. Den Abschluss bilden die Auswertungstechniken. Sie dienen der Materialanalyse.

Zur Materialsammlung muss sich der Forscher zunächst für eine geeignete Messmethode entscheiden. Als Methoden stehen u.a. folgende Verfahren zur Verfügung:

- Beobachtung
- Hospitation

---

[30] vgl. Reinhold, G. (2000). *Soziologie-Lexikon*, S.478

Methoden

- Befragung (mittels Fragebogen oder Interview)
- Inhaltsanalyse
- Experiment

Für ein tiefergehendes Verständnis gesellschaftlicher Sachverhalte, die als zentrale Thematik den Menschen und seine Beziehungen beinhalten, ist eine *qualitative* Analyse und Beurteilung unabdingbar.

5.2 Methodisches Vorgehen

Im Folgenden wird das methodische Vorgehen schrittweise unter Erläuterung der jeweils genutzten Methoden dargestellt. Hierbei werden die Bereiche der Daten*erhebung*, incl. Daten*aufbereitung* und der Daten*analyse* unterschieden.

5.2.1 Datenerhebung und Aufbereitung des Materials

Auf Grundlage der qualitativen Sozialforschung sind im Rahmen dieser Arbeit neun betroffene Burnout-PatientInnen mittels *qualitativer Interviews* befragt worden. Die ausgewählten Personen sind aufgrund von Burnout-Symptomatiken zu einer Rehabilitations-Maßnahme in der psychosomatischen Abteilung einer Kurklinik gewesen. Durch ihre persönlichen Darlegungen und Berichte sollen konkrete Erfahrungs- und Deutungszusammenhänge ermittelt werden. Ziel ist hierbei zu erheben, was „Burnout" für die Betroffenen bedeutet, wie sich die Erkrankung auf ihr Leben auswirkt und auf welche Weise sie ihrer Einschätzung nach den Alltag mit ihrer Einschränkung erleben.

Die Bezeichnung „qualitatives Interview" steht als Oberbegriff für verschiedene, in der Forschung angewandte Befragungsmethoden, die sich z.B. im Grad ihrer Strukturierung unterscheiden. Allen qualitativen Interviewformen gemeinsam ist die Offenheit und weitgehende Nicht-Standardisierung der Befragungssituation. Entscheidend ist, dass durch diese Vorgehensweise die Sicht der interviewten Person ermittelt wird. Sie wird zwar durch den Interviewleitfaden auf bestimmte Fragestellungen hingelenkt, soll aber „offen" darauf reagieren. Dieser persönliche Einblick in das Welterleben und die Wirklichkeit der befragten Person ermöglicht oft neuartige und überraschende Erkenntnisse. Ihre individuellen Ansichten und Eindrücke werden erforscht.

Das qualitative Interview zeichnet sich durch eine Herangehensweise aus, die sehr umfassende, unverzerrte und nicht vorbestimmte Informationen liefert. Interviewbögen mit offenen Fragen erzielen weit reichhaltigere Informationen als Interviewbögen mit geschlossenen Fragen. Andererseits erschwert die fehlende Standardisierung erheblich den Vergleich und die Auswertung der Antworten.

Hinsichtlich der verschiedenen Formen qualitativer Interviews bietet sich für die Erhebung in bezug auf „Burnout" Witzels problemzentriertes Interview (Witzel, 1982, 1985) an. Diese Interviewform findet ihre Anwendung insbesondere bei gesellschaftlichen Problem- und Fragestellungen.

Darüber hinaus ist durch die Orientierung an einem Leitfaden die Möglichkeit zu geringfügiger Strukturierung gegeben. Der Leitfaden beinhaltet Fragen die sicherstellen, dass bestimmte Themenbereiche angesprochen werden. Der Durchführung des problemzentrierten Interviews liegen drei Prinzipien zugrunde:

Die **Problemzentrierung** soll dazu dienen, den Fokus einer gesellschaftlichen Problemstellung festzulegen, in deren Thematik sich die Interviewerin bereits im Vorfeld eingearbeitet und so bereits wesentliche objektive Aspekte ermittelt hat.

Mit **Gegenstandsorientierung** ist gemeint, dass die konkrete Gestaltung des Verfahrens auf den spezifischen Gegenstand bezogen sein muss und nicht aus der Übernahme zuvor fertig gestellter Instrumente bestehen soll.

Bei der **Prozessorientierung** wird das wissenschaftliche Problemfeld flexibel analysiert. Dabei findet durch Kategorienbildung eine schrittweise Gewinnung und Prüfung von Daten statt. Hierbei schälen sich Zusammenhang und Beschaffenheit der einzelnen Elemente erst langsam und in ständigem reflexiven Bezug auf die dabei verwendeten Methoden heraus.

Es gibt drei unterschiedliche Fragetypen beim problemzentrierten Interview: Zum einen finden sich Sondierungsfragen, wobei es sich um ganz allgemein gehaltene Einstiegsfragen in die Thematik handelt. Dann gibt es die Leitfadenfragen, die diejenigen Themenaspekte festhalten, die als wesentliche Fragestellungen im Interviewleitfaden stehen. Zum Dritten gibt es die Ad-hoc Fragen, spontane Fragen, bezogen auf Aspekte, die im Leitfaden nicht verzeichnet sind. Hieraus lässt sich erkennen, dass der Leitfaden nicht als ein standardisiertes Ablaufschema dient sondern „unbürokratisch" gehandhabt wird im Sinne eines Themenkomplexes.[31]

Der Leitfaden gestattet also trotzdem Offenheit und Flexibilität. Ein gänzlich narratives Interview würde womöglich die erwünschten Informationen nicht erbringen, da aufgrund von Umfang und Komplexität der Thematik eine Steuerung in bezug auf den Forschungsgegenstand und eine Vertiefung des Problems notwendig ist. Durch den Leitfaden enthalten die Interviews zugleich auch biografische und narrative Elemente. Der Fokus des Gesprächs wird von der befragten Person selbst bestimmt, dadurch liegt er vor allem auf den für die Teilnehmerin relevanten Sachverhalten. Dabei hat die Interviewerin durch ihre persönliche Interaktion die Möglichkeit, Hintergründe zu erfragen und Unklarheiten zu beseitigen. Es sollte möglichst eine Vertrauensbeziehung zwischen der befragten Person und der Interviewerin entstehen, um eine offene Gesprächsatmosphäre zu gewährleisten.

Das Leitfadeninterview stellt sicher, dass interessierende Aspekte angesprochen werden. Gleichzeitig ermöglicht es eine Vergleichbarkeit mit anderen Interviews, denen der gleiche Leitfaden zugrunde liegt. Sie bieten somit ein Grundgerüst für die Datenanalyse.

Das Interview-Verfahren basiert auf ausgewählten Fragebogenteilen und Skalen bewährter Analyseverfahren aus den Bereichen der soziologischen Forschung. Es sind bereits erprobte Instrumente zur Erfassung subjektiver Belastungen und Bewältigungsstrategien. Aus diesen grundlegenden Überlegungen ergeben sich dann die zentralen Aspekte zur Entwicklung des Interviewleitfadens.

Die Entwicklung des Leitfadens für die Interviews der hier vorliegenden Erhebung ist in Anlehnung an den bereits empirisch gesicherten Fragebogen des Trajectory-Work-Modells von Corbin und Strauss erfolgt. „Die Entwicklung des Bezugsrahmens des Trajektmodells geht auf die Anwendung der Forschungsmethode der Grounded Theory zurück. Diese qualitative Erhebungs- und Analysemethode war ursprünglich im Zuge der Untersuchungen „Interaktion mit Sterbenden" entstanden und im Laufe der Forschungsarbeiten auf chronische Erkrankungen transferiert worden. (...) Der Grounded Theory Approach ist sowohl ein methodisches als auch theoretisches Programm, mit dem man empirische Felder [...] unvoreingenommen betrachtet

---

[31] vgl. Mayring (1996), *Einführung in die qualitative Sozialforschung*, S. 50-52

Methoden

und untersucht, um neue Erkenntnisse zu generieren."[32] „Mittlerweile wird auch in Deutschland auf etliche Erprobungsphasen des Verlaufskurvenmodells zurückgeblickt. [...] Dieses Modell liegt beispielsweise dem Expertenstandard ‚Entlassungsmanagement aus klinischen Einrichtungen', der vom Deutschen Netzwerk für Qualitätsentwicklung in der Pflege erarbeitet wurde, zugrunde."[33]

„Auch an der Fachhochschule Münster im Fachbereich Pflege arbeiten die Studierenden seit mittlerweile acht Jahren mit dem Trajekt-Modell, indem sie es auf individuelle Krankheitsverläufe anwenden und es in etlichen Diplomarbeiten sowie auf pflegewissenschaftlicher Basis im Bereich der Personal- und Organisationsentwicklung in Kliniken und im Altenheim erprobt haben."[34] „Mit Hilfe der umfassenden Erhebungsmethode der ‚Grounded Theory' sind bereits aktuelle Forschungsergebnisse und Erkenntnisse zur Bewältigung chronischer Erkrankungen gewonnen worden."[35]

Durch den Fragebogen wird sichergestellt, dass die Perspektive der Betroffenen dargelegt wird.
Im Sinne der oben angeführten „*Gegenstandsorientierung*" sind die Fragen auf die themenbezogene paradigmatische Thematik der hier zu untersuchenden Fragestellungen abgewandelt worden. Teil a) des Leitfadens (schriftlicher Teil) soll Auskunft darüber geben, wie lange die befragte Person bereits an dem jetzigen Arbeitsplatz beschäftigt ist, um ungefähr einschätzen zu können, auf welcher Kompetenzstufe nach Benner sie sich zum Zeitpunkt des Burnout befindet.
Teil b) des Leitfadens (mündlicher Teil) besteht aus insgesamt 14 Fragen zur Burnout-Problematik und Bewältigungsstrategien. Die erste Frage bezieht sich auf den individuellen Verlauf des Burnout-Phänomens, die zweite Frage auf das Bewältigungsverhalten in Stresssituationen vor der Kur. Die dritte Frage soll das Hauptsymptom des Burnout und die darauf folgenden Fragen 4 – 11 Entwicklungen dieses Symptoms im Verlauf der Reha-Maßnahme ergründen. Frage zwölf soll ermitteln, wo noch individueller Unterstützungsbedarf besteht, Frage 13 zielt auf „gute Vorsätze" für die Zukunft ab

---

[32] Zitat: Gerwin, B., Lorenz-Krause, R. (2005). *Pflege- und Krankheitsverläufe aktiv steuern und bewältigen*. S. 7
[33] ebd., S. 12-13
[34] ebd., S. 13
[35] vgl. Lorenz-Krause, R. (1998). *Chronisch Kranke pflegen*. S.VIII

Methoden

und die Abschlussfrage ist im Hinblick auf persönliche Anregungen für die Burnout-Therapie allgemein gehalten.

Durch die beschriebene Strukturierung der Fragestellungen sollen die Befragten angeregt werden, zu den Möglichkeiten der Burnout-Prävention Stellung zu beziehen und die eigene Ansicht zu äußern. Dabei sollen vor allem eigene Strategien und eigene Erfahrungen erläutert werden, sowohl aus dem eigenen, biografischen Lebensbezug, als auch aus dem Arbeitskontext.

Die Interview-Partner sind vom Burnout betroffene Kurpatienten. Die Teilnahme am Interview erfolgt freiwillig. Bereits im Vorfeld ist ein informatives Anschreiben an die potenziellen Interview-Partner verteilt worden, um ihnen mögliche Ängste oder Befürchtungen vor der Befragung durch konkrete Informationen zu nehmen. Es hat sich herausgestellt, dass es schwierig ist, Freiwillige zu finden wenn es sich um Problematiken mit der eigenen Psyche handelt. Durch dieses informative Vorgehen sind die neun Interviews jedoch zustande gekommen und feste Gesprächstermine sind vereinbart worden. Alle Befragten sind in Dienstleistungsberufen tätig.

Da sich die Betroffenen nur unter der Voraussetzung des Datenschutzes zur Mitarbeit bereit erklärt haben, ist zur Anonymisierung vollständig auf Namensangaben und Angaben zur Arbeitsstätte verzichtet worden. Für die Durchführung der Interviews ist von Seiten der Klinik ein ruhiger Gruppenraum zur Verfügung gestellt worden, so dass die Gespräche in harmonischer Atmosphäre störungsfrei stattgefunden haben.

Der Verlauf jedes Interviews ist über den gesamten Zeitraum mit Hilfe eines Diktiergerätes aufgezeichnet worden. Dieses Vorgehen schützt vor denkbarem Datenverlust und bietet die Grundlage für spätere Transkription und anschließende qualitative Inhaltsanalyse.

Methoden

Vorgehen bei der Erhebung:

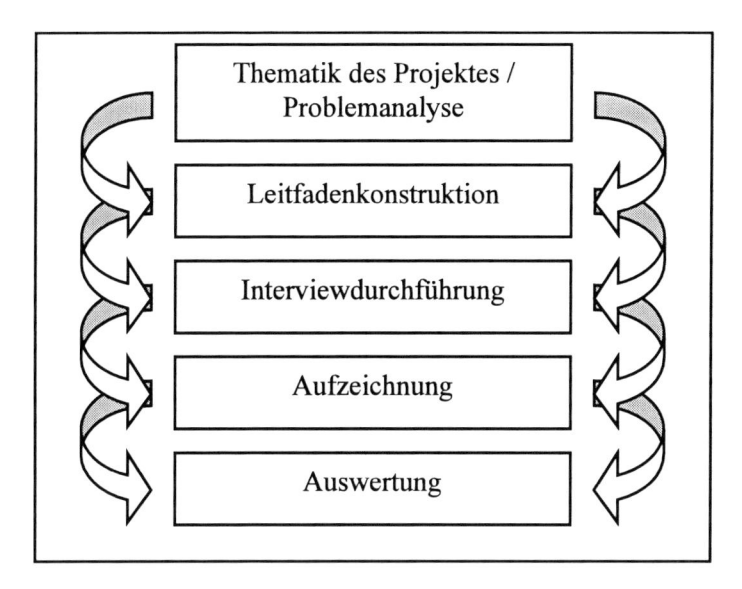

```
Thematik des Projektes / Problemanalyse
      ↓
Leitfadenkonstruktion
      ↓
Interviewdurchführung
      ↓
Aufzeichnung
      ↓
Auswertung
```

Abb. 9: Ablaufmodell des problemzentrierten Interviews. Quelle: eigene Darstellung in Anlehnung an Mayring, 1996, S. 53

Zur Aufbereitung des gesammelten Materials sind zunächst die Tonbänder mit den Interviews transkribiert worden. Bei der Transkription wird gesprochene Sprache in eine schriftliche Fassung gebracht. Dieses Vorgehen ermöglicht, einzelne Aussagen in ihrem Kontext zu sehen, was die Basis für eine ausführliche Interpretation darstellt.

Für den Ergebnisteil dieser Arbeit sollen vor allem die Aussagen der Befragten benutzt werden und die daraus abgeleiteten Erkenntnisse.

5.2.2 Datenanalyse

Zusammenfassungen von Analysen dürfen nicht dem Zufall überlassen werden, sie müssen methodisch kontrolliert durchgeführt werden. Als Technik kann hierbei die *qualitative Inhaltsanalyse* angewendet werden. Grundgedanke dieser Methode ist, das Material erst zu vereinheitlichen und dann schrittweise zu abstrahieren. Mit steigendem Abstraktionsniveau verringert sich schließlich der Materialumfang, denn einzelne Bedeutungseinheiten werden integriert, gebündelt oder gegebenenfalls fallen gelassen, wenn sie im allgemeinen Text schon aufgegriffen worden sind. Auf diese Art werden

„*Kategorien*" (= Konzepte) konstruiert. Die Kategorien dienen zur Klassifikation des Materials, mit ihrer Hilfe wird das Material unterschiedlichen Überschriften/Oberbegriffen zugeordnet. Diese Kategorien stellen „Verallgemeinerungen" dar und sind immer abstrakter als das Material selbst, da sie dieses ja ordnen sollen. Sie sollen theoriegeleitet, schrittweise und auf das konkrete Material bezogen entwickelt werden.

Zu Beginn der Analyse wird das Material in Einheiten zerlegt, die nacheinander bearbeitet und systematisch ausgewertet werden. Durch das Kategoriensystem werden die Aspekte festgelegt, die aus dem Datenmaterial themenbezogen herausgefiltert und zusammenfassend dargestellt werden sollen. Das Material wird Zeile für Zeile durchgearbeitet. Wenn die erste Textstelle auftritt, die sich für eine Kategoriendefinition eignet, wird hierfür eine Kategorie entwickelt. Nach einem Teil des Materialdurchganges (ca. 10-50%), wenn keine neuen Kategorien mehr gebildet werden können, wird das gesamte System nochmals überarbeitet und auf Logik geprüft.

Dabei werden nach Mayring (1996) drei Grundformen qualitativer Inhaltsanalysen vorgeschlagen:

„*Zusammenfassung*: Ziel der Analyse ist es, das Material so zu reduzieren, dass die wesentlichen Inhalte erhalten bleiben, durch Abstraktion ein überschaubares Korpus zu schaffen, das immer noch ein Abbild des Grundmaterials ist.

Explikation: Ziel der Analyse ist es, zu einzelnen fraglichen Textteilen (Begriffen, Sätzen,...) zusätzliches Material heranzutragen, welches das Verständnis erweitert, welches die Textstelle erläutert, erklärt, ausdeutet.

Strukturierung: Ziel der Analyse ist es, bestimmte Aspekte aus dem Material herauszufiltern, unter vorher festgelegten Ordnungskriterien einen Querschnitt durch das Material zu legen oder das Material aufgrund bestimmter Kriterien einzuschätzen."[36]

Das Ergebnis dieser Datenanalyse ist ein Set von Kategorien zu einer bestimmten Thematik, dem spezifische Textstellen zugeordnet sind. Mit Hilfe der theoriegeleitet entwickelten Kategorien werden Inhalte aus dem Textmaterial extrahiert. Nun kann das gesamte Kategoriensystem in bezug auf die Fragestellung und die dahinterliegende Theorie interpretiert werden, da die auf diese Weise gewonnenen Kategorien das Datenmaterial abbilden.

---

[36] vgl. Mayring (1996), S. 92

Methoden

Das Material wird durch den Einsatz von „Makrooperatoren" (auslassen, paraphrasieren, generalisieren und bündeln) auf eine höhere Abstraktionsebene gehoben und anschließend schrittweise verallgemeinert. Im nächsten Reduktionsschritt (2. Reduktion) wird das gewonnene Kategorienmaterial zusammengefasst und in einer neuen Aussage wiedergegeben.

Im ersten Reduktionsschritt werden aus jedem Interview relevante Aussagen in bezug auf die Hauptkategorie herausgefiltert und pro Einzelfall zusammengefasst. Im zweiten Schritt der ersten Reduktion wird das gesamte Material jedes Einzelfalls zusammengefasst. Hierbei wird als Abstraktionsniveau jede fallspezifische Äußerung zu einer Hauptkategorie festgelegt. In der Spalte „Paraphrasierung" werden inhaltstragende Textstellen auf eine einheitliche Sprachebene übertragen und daraufhin auf der definierten Abstraktionsebene generalisiert. Paraphrasen, die bereits auf der Ebene des Abstraktionsniveaus liegen, können so belassen werden.

In der sechsten und letzten Spalte werden die übrig gebliebenen Aussagen durch Bündelung, Integration und Konstruktion zu neuen Aussagen zusammengefasst. Hier dürfen Paraphrasen verschiedener befragter Personen mit gleichem Inhalt gebündelt werden und in eine neue Aussage integriert werden.

Methoden

Hauptkategorien dieser Datenanalyse sind folgende:

- Burnout: Ursachen
- Burnout: Prävention allgemein
- Bewältigungsstrategien vor der Reha-Maßnahme (individuell)
- Bewältigungsstrategien in/nach der Reha-Maßnahme
- Organisations- und Personalentwicklung: Maßnahmen
- Persönlichkeitsentwicklung (Maßnahmen)
- Burnout: Symptome und Folgen
- Kompetenzstufe: Berufsexpertin
- Verhaltensänderungen

Da die Interviews anonymisiert durchgeführt worden sind, ist die Kennzeichnung von B1 bis B9 aufgrund der Reihenfolge der Gespräche erfolgt. Anhand der Transkriptionen, die vollständig mit Zeilen-Nummern versehen sind, kann nachvollzogen werden aus welchem Interview und welcher Zeile die Aussagen stammen. Zudem werden die Aussagen in der Tabelle durchnummeriert.

Zur Verdeutlichung der Reduktionsschritte werden nachfolgend die zwei Auswertungsmasken bildlich dargestellt.

1. Reduktion

Fall	Nr.	Z.	Paraphrase	Generalisierung	Reduktion

Tabelle 1: Arbeitsmaske Interviewauswertung, 1. Reduktion. Quelle: Mayring (2002)

2. Reduktion

Fall	Kategorie	Generalisierung	Reduktion

Tabelle 2: Arbeitsmaske Interviewauswertung, 2. Reduktion. Quelle: Mayring (2002)

6 Empirisches Feld

Dieses Kapitel dient der Beschreibung des empirischen Feldes. Zum Ersten wird die Kurklinik Möhnesee vorgestellt, die sich mit ihren rehabilitativen Programmen u.a. Burnout-Patienten widmet. Anschließend erfolgt die Darstellung des speziell für Betroffene aus Gesundheits- und Sozialberufen entwickelten Konzeptes zur Burnout-Behandlung.

6.1 Rahmenbedingungen Kurklinik Möhnesee

Die Kurklinik Möhnesee ist 1997 erbaut worden und befindet sich in dem kleinen Ort Körbecke am Nordufer des Möhnesees (Kreis Soest). Sie verfügt über insgesamt 200 Betten. Die Klinik gehört zum Verbund der Dr. Becker Klinikgesellschaft, einem Familienunternehmen mit Stammsitz in Köln, das neun Rehabilitationskliniken an acht Standorten unterhält.

Die Kurklinik Möhnesee ist eine Fachklinik für Rehabilitation, die Anschlussheilbehandlungen für Patienten mit Herz-, Kreislauf- und Gefäßerkrankungen sowie seit 2003 für Patienten mit psychosomatischen Erkrankungen anbietet. Behandlungsschwerpunkte der psychosomatischen Abteilung sind: Zwang- und Angststörungen, depressive Belastungsreaktionen, Burnout, posttraumatische Belastungsstörungen, psychosomatische Störungen aller Organsysteme, Schmerz und Bewältigung körperlicher Krankheiten.

Zu Beginn der Rehabilitations-Maßnahme wird mit jedem Patienten ein ausführliches Aufnahmegespräch durch den behandelnden Arzt geführt. Im Rahmen dessen findet eine umfangreiche, sorgfältige körperliche Untersuchung statt. Hierbei wird der bisherige Krankheitsverlauf ermittelt und festgestellt, welche Therapie-Maßnahmen im Vorfeld bereits angewandt worden sind. Die Klinik orientiert sich an einem ganzheitlichen und interdisziplinären Konzept, bei dem die Module der Therapie und das Therapieprogramm individuell festgelegt werden können. Es wird auf die Bedürfnisse und Wünsche der einzelnen Patienten abgestimmt, sie werden aktiv mit einbezogen. Die Anwendungen werden in Form eines persönlichen wöchentlichen Therapieplans zusammengestellt.

Das interdisziplinäre Behandlungsteam setzt sich aus zahlreichen Spezialisten zusammen: Ärzte, Psychologen, Physio- und Sporttherapeuten, Sozialarbeiter, Ernährungs- und Gesundheitsberater und das Pflegeteam.

Die Philosophie der Klinikgesellschaft besteht darin, *Problemlöser* zu sein, also flexibel, reaktionsstark und mit einem Gefühl für das Machbare. Die

Ärzte und Therapeuten entwickeln eigene *Therapie-Programme*, die spezialisiert, strukturiert und transparent sind mit definierter Ergebnisqualität. Sie setzen auf *kompetente Mitarbeiter*, die medizinisch und wirtschaftlich leistungsfähig sind und sich kontinuierlich weiter entwickeln.

6.2 GiGS-Programm

Das GiGS-Programm (Gesundheit im Gesundheits- und Sozialwesen) ist ein stationäres Behandlungsprogramm für Mitarbeiter aus Sozial- und Gesundheitsberufen.

Bei dieser Maßnahme der Klinik Möhnesee soll eine frühe Fokussierung auf das „zentrale Thema" und das „zentrale Problem" der betroffenen Patienten gewährleistet werden. Das Programm ist Teil einer psychosomatischen Rehabilitation mit dem Ziel, chronische Erkrankungen abzuwenden, zu beseitigen oder Verschlimmerungen vorzubeugen. Es nutzt dabei strukturelle, konzeptionelle und personelle Ressourcen aus den verschiedenen Abteilungen der Klinik, um eine effiziente und wirtschaftliche Behandlung zu erreichen.

Das GiGS-Programm ist vor dem Hintergrund entwickelt worden, dass immer mehr Mitarbeiter des Gesundheitssektors an psychischen und psychosomatischen Störungen leiden. Es richtet sich speziell an Betroffene, die aus Gesundheits- und Sozialberufen kommen. Als besondere Indikation für diese Arbeit steht hierbei die Behandlung des Burnout-Syndroms im Vordergrund, das häufig verbunden ist mit Motivations- und Lustlosigkeit.

Die folgenden Grundsätze werden in der Therapie vereint: Bezugstherapeutensystem, Gruppenbehandlung vor Einzelbehandlung, Wichtigkeit des therapeutischen Milieus, Multimethodalität, Multiprofessionalität, Teamarbeit. Zentraler Aspekt des GiGS-Programms ist die gruppentherapeutische Arbeit im Sinne einer interaktionellen Gruppentherapie. Diese soll Kommunikationsverhalten, Interaktionsformen und emotionale Reaktionen im Gruppenprozess und konstruktive Erfahrungen des persönlichen Umgangs mit anderen ansprechen sowie Chancen der Veränderung ermöglichen. Bei thematischen Sitzungen zu berufsspezifischen Fragen werden in Form eines Trainings spezielle Fertigkeiten geübt und Lösungswege mit der Gruppe entwickelt. Ein regelmäßiges Angebot an Vortragsveranstaltungen im Bereich Gesundheitsbildung und Stressbewältigung runden das Programm ab. Diese regelmäßigen Gesundheitsvorträge sind ein wesentlicher Bestandteil der Therapie. Durch sie vermitteln die Ärzte und Therapeuten hilfreiche und nützliche Informationen an die Betroffenen.

Die Maßnahmen werden begleitet von Therapiebausteinen aus allen Bereichen der Klinik wie beispielsweise: *ärztliche Betreuung, Psychotherapie, Entspannungsverfahren/Körpertherapie* (Autogenes Training, Wasser-Shiatsu etc.), *Sport* (Walking, Nordic Walking, Jogging etc.), *Schulungen* durch Seminare und *Physiotherapie* (Krankengymnastik, Fango, Massage etc.). Die Anteile und Gewichtung der einzelnen Module hängen von der jeweiligen Problemlage des Patienten ab und werden individuell mit ihm besprochen (z.b. bei körperlichen Symptomen wie Kopfschmerzen, Rückenschmerzen). Sitzungen in Einzeltherapie erfolgen planmäßig einmal pro Woche, sowie bei Bedarf zusätzlich nach individueller Absprache.

Wie bereits zuvor erwähnt, liegt der Schwerpunkt jedoch im gruppentherapeutischen Bereich. Hier sollen eigene Ideen entwickelt und Selbsthilfepotenziale genutzt werden.

Das GiGS-Programm soll Angehörigen aus Gesundheitsberufen helfen, Strategien zu entwickeln, um den steigenden beruflichen Belastungen konstruktiv begegnen zu können.

Übergeordnete Zielsetzungen liegen idealerweise auch darin, psychosoziale und kommunikative Rahmenbedingungen der Arbeit zu betrachten und mit allen Beteiligten konzeptionelle Lösungen zu entwickeln. Dabei geht das Programm über das zielgruppenspezifische Behandlungsangebot in der Klinik hinaus und will Personalentwicklung im Gesundheits- und Sozialwesen, Belastungsmanagement und Prävention von Burnout incl. Erschöpfungszuständen fördern. Es soll die Motivation und die Arbeitszufriedenheit fördern, konstruktive Arbeitsmilieus unterstützen und Krankenstände reduzieren.[37]

Der Entwicklungsprozess des GiGS-Programms ist noch nicht abgeschlossen, daher sind in Zukunft thematische Veränderungen und Ergänzungen möglich.

---

[37]vgl. Schürgers, G. (2004). *GiGS-Programm*

7 Ergebnisse

Innerhalb dieses Kapitels werden die Ergebnisse der empirischen Erhebung nach Durchführung der beiden zuvor beschriebenen Reduktionsschritte aus den Interviews zusammenführend dargestellt.
Wie in **Kapitel 5.2** bereits erläutert, setzt sich der Fragebogen aus zwei Teilen zusammen. Mit Teil a) soll ermittelt werden, wie lange die Befragte bereits an ihrem Arbeitsplatz tätig ist. Dies gestaltet sich jedoch unerwartet schwierig, da nahezu alle Interview-PartnerInnen aus Datenschutzgründen nicht dazu bereit gewesen sind, solche Angaben zu machen. Daher ist dieser Teil des Interviews für aussagekräftige Ergebnisse nicht geeignet.
Teil b) des Interviewleitfadens ist ohne Komplikationen von den Befragten akzeptiert worden und hat zu den nachstehend beschriebenen Ergebnissen geführt. Einer der Befragten ist jedoch nur dazu bereit gewesen, allgemein über die Thematik „Burnout" zu sprechen und nicht über Dinge, die ihn persönlich betreffen.

Zur besseren Übersichtlichkeit und Darstellung wird dieses Kapitel in die oben aufgeführten Hauptkategorien nach der Analyse von Mayring unterteilt.[38] Dennoch sind die einzelnen Abschnitte eng miteinander verflochten. So spielen beispielsweise die Faktoren der Persönlichkeit in fast allen Abschnitten eine zentrale Rolle, was in den Interviews sehr deutlich geworden ist. Alle nachstehend dargestellten Aspekte ergeben sich aus der Auswertung der Interviews, Zitierungen erfolgen nur exemplarisch an ausgewählten Stellen zur Verdeutlichung der Ergebnisse. Zudem erfolgt, wo sinnvoll, eine Verknüpfung mit dem theoretischen Rahmen (vgl. Kapitel 4).

7.1 Burnout: Ursachen

Wie bereits in **Kapitel 3** „Das Burnout-Syndrom" einleitend beschrieben, lassen sich die Ursachen einer Burnout-Entwicklung drei verschiedenen Feldern zuordnen. Für die Auswertung der Interviews lassen sich die verursachenden Faktoren noch etwas feiner differenzieren, können jedoch weiterhin grob den drei Hauptursachen zugeordnet werden:

---

[38] Bis auf zwei Hauptkategorien (**Entwicklung der Persönlichkeit** und **Kompetenzstufe: Pflegeexperte**) werden hier die Ergebnisse zusammengetragen. Die Aspekte dieser zwei Hauptkategorien sind in das **Kapitel 9 „Empfehlungen"** integriert, da sie strukturell im Sinne der Gliederung dort angebracht sind.

Ergebnisse

1. **Arbeitsplatz (= äußere Stressfaktoren)**
   - Personalführung
   - Organisationsstruktur
   - psychische und physische Belastungen
2. **Persönlichkeit (= innere Stressfaktoren)**
   - geringer SOC
3. **Privatleben (= äußere Stressfaktoren)**
   - unzureichender emotionaler und sozialer Rückhalt

Durch die Interviews ist deutlich geworden, dass zentrale Belastungsfaktoren, die zur Entstehung eines Burnout-Syndroms führen, Missstände am Arbeitsplatz sind. Hierbei spielen Hierarchieprobleme eine entscheidende Rolle. Viele der Betroffenen fühlen sich am Arbeitsplatz nicht ausreichend gewürdigt. *„Neue Konstrukte werden einfach übergestülpt"*[39] und die Mitarbeiter werden in anstehende Entscheidungen nicht einbezogen. Die Führungsebene legt den Blick dabei im wesentlichen auf die Wirtschaftlichkeit und den Profit, die Belange der Mitarbeiter werden zu wenig beachtet. Oft sind Personalmangel und daraus resultierende Überforderung die Folge. *„Ein Kollege macht schon seit einem halben Jahr krank. Deshalb sind wir nur zu zweit statt zu dritt. Der zweite Kollege lässt mich 80% der Arbeit machen, er macht nur 20%. Ich muss trotzdem immer freundlich zu ihm sein, damit er sich nicht auch noch krank meldet. Ich würde keinen Ersatz für ihn bekommen."*[40] Diese Aussage bündelt gleich mehrere Faktoren für Burnout. Auf der einen Seite wird deutlich, dass die entsprechende Mitarbeiterin zu wenig Unterstützung vom Arbeitgeber erfährt und den Arbeitsausfall eines Kollegen über einen langen Zeitraum hinweg kompensieren muss. Zudem bestehen offensichtlich auch Konflikte im Team durch eine einseitige Arbeitsverteilung. Die massive Arbeitsbelastung und die fehlende Solidarität unter den Mitarbeitern sind wichtige berufsbedingte Faktoren für die Entstehung eines Burnout-Syndroms.
Auf der anderen Seite spiegelt diese Aussage die Persönlichkeit wider. Die Arbeitsbelastung zählt nicht allein als Ursache für die Entstehung einer psychischen Erkrankung. Vielmehr treten diese Erkrankungen vorwiegend bei Personen auf, die eine entsprechend anfälliges Naturell aufweisen. Die Mitarbeiterin missachtet häufig ihre eigenen Grenzen. Sie hat die Haltung, Prob-

---

[39] Interview B1, Zeile 7
[40] Interview B2, Zeile 8ff.

leme nicht offen anzusprechen, sondern den dadurch entstehenden innerlichen Druck einfach zu übergehen. Aus Angst davor, dass am Ende *noch* mehr Arbeitsbelastung durch einen weiteren Ausfall entsteht, zeigt die Mitarbeiterin ein (unfreiwilliges) Überengagement und erreicht ständig die Grenzen ihrer Leistungsfähigkeit. Gleichzeitig kreisen die Gedanken kontinuierlich um die belastende Arbeitssituation, auch in der Freizeit. Sie verliert das Vermögen, sich von ihrem Beruf zu distanzieren und abzuschalten.

Eine solche Situation wiederum bedingt die Basis für ein schlechtes Betriebsklima. Es besteht die Gefahr, dass sich bei den Mitarbeitern das Phänomen der *"inneren Kündigung"* einstellt. Sie fühlen sich dem Unternehmen nicht mehr verpflichtet und verbunden. Sie widmen sich ihren Aufgaben nicht mehr mit der nötigen Hingabe und Empathie für die Klienten. Sie machen nur noch „Dienst nach Vorschrift". Eine innere Verbundenheit zur Arbeitsstätte fördert die positive Einstellung zum Arbeitsplatz, die Identifikation mit dem Unternehmen und mit den Unternehmenszielen.

Dies ist jedoch nur zum Teil mit der inneren Einstellung begründet. Sie ist eingebettet in eine mangelnde Arbeits- und Ablauforganisation. Die Mitarbeiter sind häufig überlastet, sie arbeiten unter Zeitdruck und es fällt eine hohe Arbeitsdichte an. In dieser Hinsicht ist unregelmäßiger Arbeitsanfall als weiteres Strukturproblem zu nennen. Hier folgen auf Phasen mit hohem Arbeitsaufkommen und hoher Arbeitsdichte, Phasen, in denen unverhältnismäßig wenig zu tun ist.

Unter den genannten Umständen findet oftmals eine unzureichende oder gar fehlende Einarbeitung neuer Kollegen oder Auszubildender statt. Sie treten in hektische Verhältnisse ein, in denen jede Mitarbeiterin gehetzt und unter Zeitdruck versucht, ihre Arbeit zu erledigen. Sie sollen möglichst schnell „funktionieren" und die Belegschaft so gut es geht entlasten. Dem gegenüber benötigen Berufs-Neulinge jedoch gerade in der Anfangsphase präzise und umfassende Anweisungen, um nicht von der Fülle an Informationen überfordert zu werden. Sie geraten sofort in den Problem-Kreislauf und einige von ihnen verlieren rasch die Freude an der neuen Arbeit oder der Ausbildung, sie fühlen sich „verheizt".

Wie bereits erwähnt, führen diese Umstände nicht bei allen Mitarbeitern zu einem Burnout-Prozess. Dies liegt in Faktoren der Persönlichkeit begründet. Bestimmte Einstellungen eines Menschen zu sich selbst bzw. bestimmte psychische Merkmale sind gesundheitserhaltend (vgl. Kapitel 4.1). Dazu gehört ein hohes Maß an Selbstsicherheit und Selbstvertrauen, gepaart mit zwischenmenschlichem Vertrauen und Vertrauen in die Zukunft. Die Überzeugung, selbst über das erforderliche Verhaltensrepertoire zu verfügen um Probleme lösen zu können, entspricht der Einstellung „ich schaffe das schon", also einem Glauben an sich selbst. Menschen mit einem hohen Kohärenzerleben sind eher in der Lage, gezielt gesundheitsfördernde Verhaltensweisen und Ressourcen zu mobilisieren. Personen mit einem niedrigen SOC dagegen weisen ein geringes Selbstwertgefühl auf. Sie neigen zum Pessimismus und zur Hoffnungslosigkeit. Sie haben keine Visionen und ihnen fehlen erstrebenswerte Zukunftsperspektiven. Gerade diese „Visionen" sind ein Faktor für Motivationsschübe. Durch sie erhält die Mitarbeiterin die Motivation, von dem Punkt aus, an dem sie sich gerade befindet, das nächste gesteckte Ziel zu erreichen und darauf hinzuarbeiten.

Negative Einstellungen und Grundhaltungen dagegen und die damit verbundene allgemein gedrückte Grundstimmung werden als allgemeiner gesellschaftlicher Wandel zur „Demoralisierung" bezeichnet. Mit ihr verbunden sind Existenzangst, Angst vor Arbeitsplatzverlust, Frustration und Schuldgefühle. *„Alles um mich herum ist zusammengebrochen. Ab dem nächsten Monat bin ich arbeitslos. Ich habe keine Wohnung, keinen Job und sehr viele finanzielle Probleme."*[41]

Die genannten Probleme und Existenzängste gehen mit den Anforderungen der modernen Gesellschaft einher. Das Gefühl der Überforderung der eigenen individuellen Bewältigungskompetenzen kann unter den Bedingungen der individualisierten Gesellschaft zunehmen. Im persönlichen Umfeld fehlen häufig zwischenmenschliche Beziehungen oder soziale Strukturen, in denen die Arbeitsbelastungen oder Zukunftsängste aufgefangen werden können. Fehlende soziale Kontakte und unzureichender sozialer und/oder emotionaler Rückhalt begünstigen die Entstehung eines Burnout-Syndroms. *„Mein Mann ist arbeitslos, sitzt den ganzen Tag zu Hause, macht aber trotzdem nichts im Haushalt, das ist meine Aufgabe. Also habe ich einen Neun-Stunden-Tag, verdiene den Unterhalt für uns beide und muss mich nach Feierabend noch um den Haushalt kümmern."*[42] Diese Aussage verdeutlicht den fehlenden Rückhalt durch den Partner und beschreibt gleichzeitig die Doppelbelastung, der die betroffene Person ausgesetzt ist. Mehrfachbelastungen sind als weitere Ursache für die Entstehung von Burnout zu nennen.

---

[41] Interview B4, Zeile 40ff.
[42] Interview B2, Zeile 70ff.

Ergebnisse

Im Hinblick auf die Fragestellung, ob und wie Experten sich womöglich besser vor Burnout schützen können ist in dieser Richtung ein weiterer bemerkenswerter Aspekt genannt worden:
Im Interview mit B3 (57 Jahre alt) ist deutlich geworden, dass die Kompetenzstufe der Expertin nach einer gewissen Zeit in eine Belastung umschlagen kann: Sie hat sich im Laufe der Berufsjahre in ihrer Institution etabliert und aus diesem Grunde eine Führungsposition übernommen. Mit zunehmendem Alter hat sie sich jedoch den Anforderungen nicht mehr gewachsen gefühlt. Die Arbeit am PC wie auch neue Konzepte des Qualitätsmanagements und ähnliche moderne Neuerungen bereiten ihr Schwierigkeiten. Sie fühlt sich in ihrem Alter nicht mehr so belastbar und flexibel, dem Leistungsdruck nicht mehr gewachsen und denkt, dass sie ihrem Arbeitgeber keinen Nutzen mehr bringt. Die Reaktion des Arbeitgebers ist sein Angebot für sie, aus der Führungsposition zurück in die aktive Arbeit mit Klienten zu wechseln. Dieses Vorgehen empfindet sie als Degradierung. Der Bericht verdeutlicht, dass auch *wenn* die Stufe der Berufsexpertin erreicht worden ist, Situationen auftreten können, die zu einer extremen Belastung und dem Gefühl von Hilflosigkeit führen.

7.2 Burnout: Symptome und Folgen

Die Symptome des Burnout sind anhand dieser Erhebung relativ eindeutig einzugrenzen. Sie können unterschieden werden in körperliche Symptome, psychische Symptome und Eigenschaften der Persönlichkeit. Es wird deutlich, dass viele der körperlichen Symptome psychosomatische Begleiterscheinungen sind. So heilen beispielsweise organische Erkrankungen während der Rehabilitations-Maßnahme in vielen Fällen ab. *„Es ist wirklich erstaunlich, diese Erkenntnis, dass bestimmte einzelne Organe dermaßen auf psychische Probleme reagieren. Der Körper sendet Warnsignale aus, die manchmal nicht als solche erkannt werden.*
Ich habe viele verschiedene Ärzte aufgesucht, doch dort werden nur die Symptome behandelt, nicht die Ursachen. Die Probleme bestehen weiter."[43]
Andere körperliche Symptome sind Reaktionen auf konkrete psychische Belastungssituationen, wie z.B. Herzklopfen bei Angst oder Panik, Kopfschmerzen oder „innere Unruhe". Einige dieser Symptome bleiben oft auch nach der akuten Belastungssituation weiterhin bestehen.

---

[43] Interview B5, Zeile 67ff.

Ergebnisse

Der innerliche Stress bei betroffenen Personen ist sehr anstrengend und kraftraubend. Ausnahmslos alle Interview-Partnerinnen haben angegeben, körperlich völlig erschöpft zu sein. Sie benutzen diesbezüglich Worte wie „andauernde Müdigkeit", „Minderung der Leistungsfähigkeit", „Energieverlust" und „innerliche Leere". In einem solchen Prozess, wenn der Körper keine Kraftreserven mehr hat, steigt die Anfälligkeit für Infektionen. „*Die grippalen Infekte sind immer eine Auszeit, die ich mir nehme. Dann bin ich ja wirklich krank und darf ein bis zwei Wochen zu Hause bleiben. Das tut mir gut, da kann ich mich regenerieren und einfach mal abschalten.*"[44]
Die Aussage verdeutlicht, dass bei manchen Betroffenen die innere Einstellung besteht, ihre völlige körperliche und geistige Erschöpfung nicht als *wirkliche* Erkrankung zu betrachten und wahrzunehmen. Dies kann in den Anforderungen der modernen Leistungsgesellschaft begründet sein, die psychische Erkrankungen als Zeichen von Schwäche sieht und nicht als ernstzunehmende Erkrankung akzeptiert. Diese Empfindung wirkt sich wiederum negativ auf das Selbstwertgefühl der Betroffenen aus.
Zudem halten die Effekte der Regenerierungsphasen nach einer „Auszeit" leider nicht lange vor. Sobald die Betroffenen erneut mit der Belastungssituation konfrontiert werden, tritt die Erschöpfung relativ schnell wieder ein. Da sie aufgrund der Erschöpfungszustände unter andauernder Müdigkeit leiden, geben viele Betroffene starke Konzentrationsstörungen an. Unter diesen Umständen treten vermehrt Fehler bei der Arbeit auf, was die Spirale der Probleme noch verstärkt. Durch die Fehler am Arbeitsplatz machen sich die betroffenen Personen Selbstvorwürfe. Diese führen dazu, dass der SOC geschwächt wird und daraufhin Selbstzweifel und ein vermindertes Selbstwertgefühl eintreten. Um dieses Gefühl auszugleichen, verfallen einige Personen dann in heftiges Überengagement, bemüht die Fehler wieder zu beheben, was wiederum sehr kraftraubend ist. „*Ich habe immer versucht, Kritik und Mobbing durch Leistung auszugleichen und zu verhindern. Ich achte sehr darauf, keine Fehler zu machen. Das ist sehr anstrengend, ich stehe unter ständigem Druck deshalb und nehme eine zunehmende Erschöpfung wahr. Ich habe immer weniger Distanzierungsfähigkeit zur Arbeit, kann nicht abschalten. Aber ich bin ein Mensch, der nicht gerne zugibt, dass er Hilfe braucht. Ich habe auch starke Schwierigkeiten damit, Hilfe anzunehmen.*"[45] Diese Beschreibung verdeutlicht die Unsicherheit, die die Situation

---

[44] Interview B7, Zeile 22ff.
[45] Interview B6, Zeile 10ff.

der Betroffenen häufig begeleitet. Sie leiden unter Versagensangst und unter nervlicher Belastung. Als Folge dessen treten Schlafstörungen, Niedergeschlagenheit und Traurigkeit bis hin zu Depressionen ein. Einige Personen geben an, den „Bezug zu sich selbst" zu verlieren.

In der Theorie von Benner besteht Expertentum zum Teil auch darin, eigene Stärken und Schwächen zu kennen, zu akzeptieren und damit umzugehen. Dieser Faktor muss bei der Entwicklung der persönlichen Kompetenz berücksichtigt werden. Burnout-betroffene Personen weisen häufig Schwächen in der Selbstkompetenz auf.

Als Folge des Burnout tritt eine Störung des inneren Gleichgewichts ein. Hiermit verbunden sind häufig Konflikte im sozialen Umfeld und daraus resultierender Verlust an sozialen Kontakten (hier im Besonderen auch als Folge von möglichem Schichtdienst, Wechselschicht und Wochenenddienst im Gesundheitswesen).

Bei vielen der Interview-Partnerinnen sind in bezug auf ihre Persönlichkeit übereinstimmende Eigenschaften zum Vorschein gekommen: Sie versuchen, Ärger und Probleme mit sich selbst auszumachen, unterdrücken ihre Gefühle, sprechen Probleme nicht offen an und „fressen die Wut" in sich hinein.

7.3 Burnout: Prävention allgemein

Die Betroffenen stecken in einem Prozess, der sie oft schon über mehrere Jahre begleitet und der sich wie ein Kreislauf immer weiter fortsetzt. *„Ich habe das Gefühl, ich sitze in einem Hamsterrad. Ich trete, trete, trete, aber es ist kein Ende in Sicht."*[46] Aus dieser verzweifelten Lage heraus haben die Betroffenen sich bereits eingehend mit diversen Möglichkeiten der Burnout-Prävention beschäftigt. Aufgrund dessen haben sie fundierte Fakten zusammentragen können, die Burnout-Prävention im Allgemeinen betreffend.

Als primärer Aspekt wird die Kompetenzentwicklung genannt. Dieser Bereich umfasst die persönliche Kompetenz sowie die Fach-, Methoden- und Sozialkompetenz. Die Entwicklung der persönlichen Kompetenz ist ein Faktor, der fast ausschließlich die Eigenmotivation der betroffenen Person berührt, wohingegen die Entwicklung der drei anderen Kompetenzen auch in den Verantwortungsbereich der Organisation und des Managements fallen (vgl. Abb. 11, S.65). Zur Stärkung der persönlichen Kompetenz ist es wichtig, die eigenen Grenzen genau zu kennen und Selbstvertrauen zu entwickeln. Häufig ist in dieser Hinsicht ein „Umdenken" erforderlich. Menschen

---

[46] Interview B3, Zeile 56ff.

Ergebnisse

die zum Pessimismus neigen, sollen dazu angeregt werden, positiv in die Zukunft zu blicken. Zukunftsorientiertheit und Visionen mit angestrebten Zielen verändern die innere Einstellung und den Willen, diese Ziele zu erreichen. Dabei soll der Einsatz, der zur Erreichung der Ziele erforderlich ist, jedoch gut „dosiert" sein und die Person sollte ein „gesundes" Engagement an den Tag legen, denn Überengagement ist, wie bereits dargestellt, eine der Ursachen für die Entstehung von Burnout.

Hilfreich ist die innere Einstellung, aktuelle Belastungen direkt anzugehen und aus dem Weg zu räumen. Nach der Problemlösung muss die Betroffene sich nicht weiter damit befassen und kann sich wieder auf das Wesentliche konzentrieren.

Zur Entwicklung der Fach-, Methoden- und Sozialkompetenz muss der Arbeitgeber ein entsprechendes Aus-, Fort- und Weiterbildungsprogramm anbieten, kontinuierlich anpassen und verbessern. Er muss jedoch den Mitarbeitern gleichzeitig die Möglichkeit geben, an den Maßnahmen teilzunehmen. Bei einem eng besetzten Stellenplan scheint es innerhalb der Abteilung oft nicht möglich, auf eine Mitarbeiterin zu verzichten und das Angebot wird nicht wahrgenommen. Lediglich Anteile der Fachkompetenz bilden sich auch ohne entsprechende Maßnahmen, durch (Berufs-)Erfahrungen weiter aus.

Informationen über das Thema „Burnout" könnten idealerweise bereits in die Ausbildung integriert werden. Zudem sollen Gesprächsgruppen unter Kollegen gebildet werden, um aktuelle Belastungen oder Probleme ansprechen zu können und diese somit gemeinsam zu bewältigen.

In Abbildung 10 sind zahlreiche präventive Maßnahmen aufgeführt, die auf den drei genannten Ebenen wirksam zur Burnout-Prävention sein können.

Ergebnisse

Organisationsentwicklung (Maßnahmen)
- ✳ Aufgabenvielfalt
- ✳ sorgfältige Einarbeitung neuer Kollegen
- ✳ Störungsfreiheit
- ✳ Konfliktbewältigung
- ✳ Flexibilisierung
- ✳ Qualifikationspotenzial der Mitarbeiter nutzen
- ✳ ständige Verbesserung der Aus-, Fort- und Weiterbildung
- ✳ Handlungsspielräume
- ✳ Vollständigkeit der Aufgaben
- ✳ soziale Unterstützung
- ✳ Abbau von Hierarchien
- ✳ Arbeitsabläufe verbessern:
  - Prozessabläufe
  - klare Arbeitsanweisungen
  - klare Tätigkeitsbeschreibungen
  - Kompetenzdefinitionen

Organisationsebene (Verhältnisprävention)
- ✳ offene Kommunikation
- ✳ Gesundheitszirkel
- ✳ regelmäßige Pausen
- ✳ Kooperation
- ✳ Gesprächs-, Supervisions- und Balintgruppen
- ✳ Stressoren am Arbeitsplatz ermitteln
- ✳ Umstrukturierung der Arbeitsorganisation
- ✳ Delegation von Verantwortung
- ✳ Partizipation bei Entscheidungen

Burnout Prävention

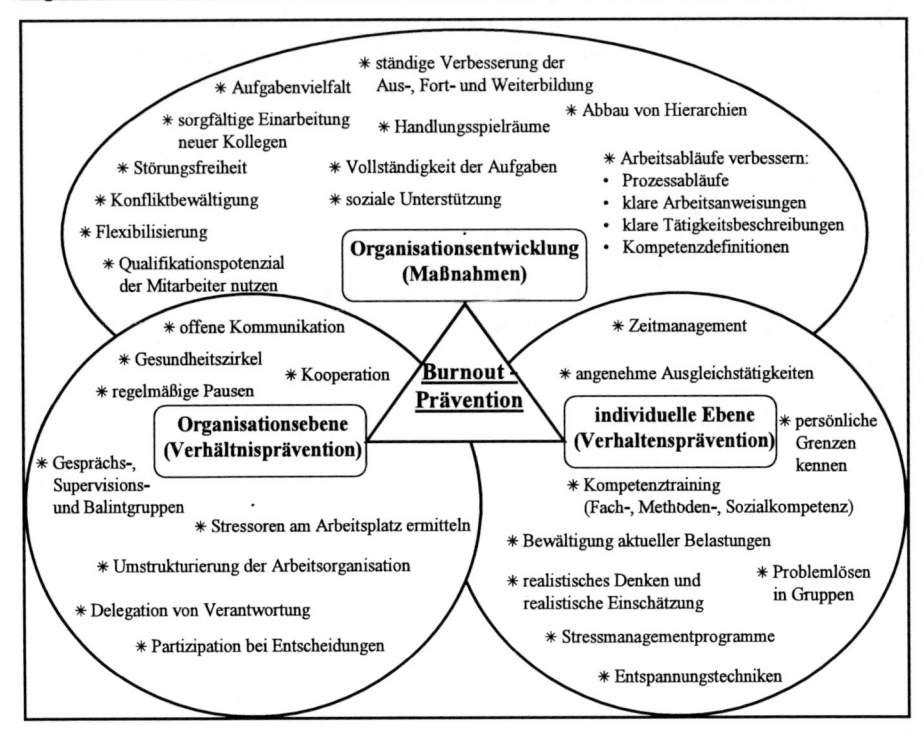

individuelle Ebene (Verhaltensprävention)
- ✳ Zeitmanagement
- ✳ angenehme Ausgleichstätigkeiten
- ✳ persönliche Grenzen kennen
- ✳ Kompetenztraining (Fach-, Methoden-, Sozialkompetenz)
- ✳ Bewältigung aktueller Belastungen
- ✳ realistisches Denken und realistische Einschätzung
- ✳ Problemlösen in Gruppen
- ✳ Stressmanagementprogramme
- ✳ Entspannungstechniken

Abb. 10: Burnout-Prävention auf drei Ebenen. Quelle: eigene Erstellung

Weist eine Mitarbeiterin auffallend häufige Fehlzeiten auf, könnte ein freundliches Rückkehrgespräch die Möglichkeit bieten, Probleme oder Belastungsfaktoren, die sie bedrücken, aufzudecken. Wenn sich die Möglichkeit bietet, kann der Arbeitgeber seine Mitarbeiter bei der Bewältigung unterstützen. Stabile soziale Netze sind generell ein präventiver Faktor gegen Burnout, genau wie emotionaler Rückhalt durch den Partner.

Überraschend ist, dass die Anwendung von Entspannungstechniken und ausreichende Ruhephasen an dieser Stelle von den Betroffenen nur am Rande genannt worden sind.

7.4 Organisations- und Personalentwicklung: Maßnahmen

„Organisationsentwicklung ist ein geplanter, gelenkter und systematischer Prozess zur Veränderung der Kultur, der Systeme und des Verhaltens einer Organisation mit dem Ziel, die Effizienz der Organisation bei der Lösung ihrer Probleme und der Erreichung ihrer Ziele zu verbessern."[47]

„Personalentwicklung vermittelt allen Mitarbeitern Qualifikationen, die sie zur Bewältigung jetziger und zukünftiger Anforderungen benötigen. Sie berücksichtigt die Laufbahnplanung und bestehende organisatorische Strukturen und dient der betriebs- und personenbezogenen Zielerfüllung."[48]

Krankenhäuser und andere Einrichtungen des Gesundheitswesens (vor allem Ausbildungsstätten), sollen die Qualifikation des eigenen Personals systematisch verbessern. Eine fundierte Kenntnis der Einflussfaktoren auf die Gesundheit und eine ausgeprägte Fach-, Methoden- und Sozialkompetenz sind für die Entwicklung einer stabilen Persönlichkeit erforderlich.

Moderne Organisationen müssen sich auch selbst durch ein hohes Potenzial an Lernfähigkeit auszeichnen. Sie müssen sich nicht nur ständig auf neue Marktanforderungen einstellen, sondern auch neues Wissen produzieren und das *inner*-betriebliche Wissen ihrer Mitarbeiter nutzen.

Die Qualifizierung und Zufriedenheit der Mitarbeiter ist eingebettet in ein „gesundes" Betriebsklima mit einem umfassenden betrieblichen Informationswesen. Die Strukturen innerhalb der Organisation sollen hierbei ständig verbessert werden. Im Zuge dessen sollen die Arbeitsbedingungen und Arbeitsabläufe optimiert werden. Vorteilhaft sind in dieser Hinsicht klare Stellenbeschreibungen und klare Arbeitsanweisungen. Ein kooperativer Führungsstil ist ebenfalls hilfreich. Den Mitarbeitern soll ein Mitspracherecht eingeräumt werden bei geplanten Veränderungen oder Entscheidungen, die sie selbst betreffen.

Durch die Motivation und Qualifikation der Belegschaft wird eine „offene und lernfähige" Organisation geschaffen.

---

[47] Definition Organisationsentwicklung. Zitat: Mitschrift Seminarreihe Poser, M. (WS 2002/03). *Organisationsentwicklung*

[48] Definition Personalentwicklung. Zitat: (Figge & Kern, 1982) in Neuberger, O. (1994). *Personalentwicklung*, S.4

Ergebnisse

Krankenhäuser und Behörden sind jedoch in der Regel schwerfällige Gebilde, und ihr Hauptaugenmerk liegt eher auf „Pflichterfüllung" und auf „Stabilität" (der Betrieb muss funktionieren) als auf Entwicklung und Veränderung. Gerade in Krankenhäusern sind beispielsweise starre Hierarchien noch sehr ausgeprägt. Ober- und Chefärzte müssen ein Stück von ihrer Macht abgeben und auf Herrschaftsstrategien verzichten. Im Gegenzug müssen die Pflegenden und andere Berufsgruppen dazu bereit sein, mehr Verantwortung zu übernehmen. Durch offene Kommunikation entsteht eine gelungene Kooperation zwischen Pflegenden, Ärzten und im gesamten therapeutischen multidisziplinären Team.

Die Mitarbeiter sollten die Kontakte untereinander sorgfältig pflegen und die Führungsebene sollte Arbeitsabläufe mit den Mitarbeitern besprechen und deren Anregungen beachten. Es bietet sich an, hierfür Gesprächsgruppen und/oder Gesundheitszirkel einzurichten.

Ein angenehmes Betriebsklima wird geschaffen, wenn der Arbeitgeber Interesse für seine Mitarbeiter zeigt und Verantwortung für deren soziale Unterstützung übernimmt.

„Die Organisationsentwicklung hat zwei Hauptziele:
- Humanisierung der Arbeitswelt, um mehr Raum für die Persönlichkeitsentwicklung und Selbstverwirklichung der Mitarbeiter zu schaffen
- Erhöhung der Leistungsfähigkeit der Organisation sowie mehr Flexibilität, Veränderungs- und Innovationsbereitschaft"[49]

In der folgenden Abb. 11 sind die Verantwortungsbereiche für Organisations- und Personalentwicklung vereint:

---

[49] vgl.: Mitschrift Seminarreihe Poser, M. (WS 2002/03). *Organisationsentwicklung*

Ergebnisse

- Handlungs- und Entscheidungsspielraum gewährleisten
- angenehme Arbeitsbedingungen schaffen
- gesundes Betriebsklima pflegen
- Arbeitsabläufe verbessern
- kooperativen Führungsstil anwenden
- Kompetenzentwicklung
  ⇒ *Eigeninitiative und Unterstützung durch die Organisation*
- Persönlichkeitsentwicklung
  ⇒ *Eigeninitiative und Selbst-Verantwortung*

⇒ *Verantwortungsbereich des Managements*

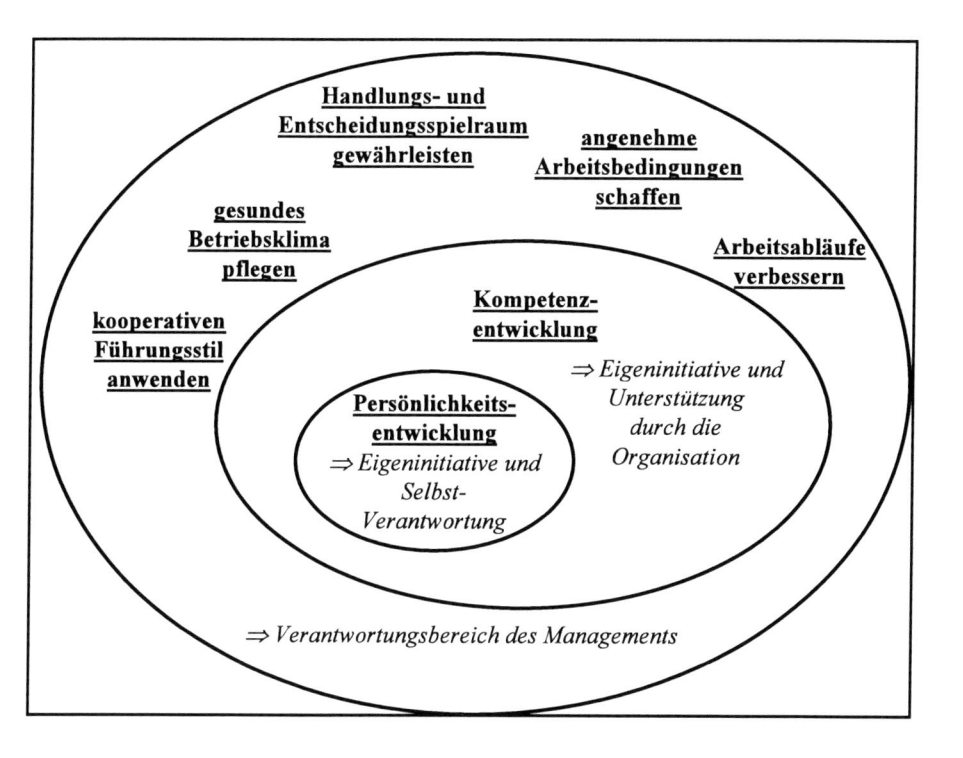

Abb. 11: Verantwortungsbereiche für OE- und PE-Maßnahmen. Quelle: eigene Darstellung in Anlehnung an Niermeyer & Seyffert[50]

---

[50] vgl. Niermeyer, R. & Seyffert, M. (2002). *Motivation*, S.64

8 Burnout-Prävention und Bewältigungsstrategien

Die in diesem Kapitel dargestellten Bewältigungsstrategien für Burnout entstammen ebenfalls den Ergebnissen der Interviews. Aufgrund der Relevanz für die Burnout-Thematik wird den Bewältigungsstrategien ein eigener Gliederungspunkt gewidmet, denn aus ihnen lassen sich gezielt die Präventionsmaßnahmen herleiten.

Bewältigungsstrategien sind diejenigen Reaktionen auf Belastungen, welche das Eintreten von Erschöpfungszuständen verhindern, vermeiden oder unter Kontrolle halten können. Gelungene Bewältigungsstrategien regulieren die als stresshaft wahrgenommenen Anforderungen sowie die den Stress begleitenden Gefühle. Bereits vorhandene Folgen des Stresses (wie z.b. psychosomatische Beschwerden) werden beseitigt und die individuelle Handlungskompetenz wieder hergestellt. Dabei kann eine Situation von einem Individuum als Belastung oder Bedrohung empfunden werden, von anderen Personen jedoch nicht. Diese wichtige Denkkategorie betont den subjektiven, individuellen Charakter einer Lageeinschätzung. Demnach werden, aus den unterschiedlichen Empfindungen heraus, individuell unterschiedliche Strategien zur Stress-Bewältigung gewählt. Darüber hinaus besitzt jedes Individuum persönliche Bewältigungsstile und –fähigkeiten.

Auf diese Weise lässt sich erklären, warum unter äußerlich sehr ähnlichen Bedingungen manche Menschen in einen Burnout-Prozess geraten, andere nicht.

Bei der Auswahl von Bewältigungsmechanismen kann ein Mensch auf drei verschiedene Arten von Ressourcen zurückgreifen: Auf organisatorische, auf soziale und/oder auf persönliche.

Die Entwicklung von Bewältigungsstrategien der Interview-Partnerinnen wird nachstehend in ihrem zeitlichen Verlauf beschrieben und interpretiert.

8.1 Bewältigungsstrategien vor der Reha-Maßnahme

Wie bereits zuvor erwähnt, liegt hinter den Betroffenen eine oft langjährige Zeit eines schleichenden Burnout-Prozesses. Sie haben in der Regel schon eine Vielzahl an Bewältigungsstrategien ausprobiert. Die Entstehung des Burnout-Syndroms ist jedoch die Folge nachhaltig _nicht_ erfolgreicher Bewältigungs-Versuche.

Burnout-Prävention und Bewältigungsstrategien

Als individuelle Bewältigungsstrategien haben nahezu alle Interview-Partnerinnen Bewegung und Sport angegeben wie Rad fahren, schwimmen, joggen etc. Diese Betätigungen dienen häufig zum „Dampf ablassen" und zur Ablenkung. Regelmäßige Sauna-Gänge helfen ebenfalls zur Entspannung. Die bestehenden Probleme am Arbeitsplatz werden durch sie jedoch nicht beseitigt.

Als weitere Strategien zum Abschalten und zur Ablenkung sind Entspannungstechniken genannt worden, wie beispielsweise Autogenes Training, Progressive Muskelentspannung und Yoga. Diese Maßnahmen helfen allerdings nur bei kurzfristigen Belastungssituationen. Dauern die Belastungen sehr lange an, findet sich keine Basis, auf der Entspannungstechniken überhaupt „greifen" können. *„Entspannungsverfahren habe ich zu wenig gemacht. Ich konnte mich dazu gar nicht mehr aufraffen. Ich hatte zwar verschiedene Sachen an der Hand, habe mich aber selber nicht so weit aktiviert bekommen das jetzt zu machen. Mein Kopf war so voll. Ich habe dann immer nur wie ein hypnotisiertes Kaninchen vor dem Fernseher gesessen. Ich hatte keinen Antrieb, keine Kraft mehr."*[51]

Es wird deutlich, dass die Betroffenen zwar viele Ansätze zur Stressbewältigung theoretisch kennen und ausprobieren, dass jedoch die Grundlage für *effektive* Entspannung fehlt. Vorher müssen durch Problembewältigungen und Verhaltensumstellungen die *Ursachen* für die Belastungen bekämpft werden. Einer Inanspruchnahme individueller Bewältigungsstrategien liegt gute Biografiearbeit zugrunde, um die meist versteckten Ursachen aufzudecken, die zum Ausbruch der Krankheit geführt haben könnten. Wie in **Kapitel 8.2** deutlich wird, ist für viele der Betroffenen erst innerhalb der Reha-Maßnahme das Fundament für eine wirkungsvolle Entspannung gelegt worden.

Bezüglich der problembezogenen Bewältigung nehmen viele Betroffene die Möglichkeiten zur Unterstützung durch professionelle Hilfe wahr. Hierbei kann es sich beispielsweise um eine ambulante Gesprächs- oder Verhaltenstherapie handeln, um Naturheilverfahren, um Biografiearbeit oder der Kontakt am Arbeitsplatz zu einem neutralen Vermittler. *„Ich habe Kontakt zu einem Vermittler gesucht, der als neutraler Beobachter zwischen den betreffenden Kollegen und mir vermitteln sollte. Ich bin zum Personalrat gegangen bzw. zum Personalamt unseres Hauses, um dort Hilfe anzufordern."*[52]

---

[51] Interview B4, Zeile 79ff.
[52] Interview B6, Zeile 32ff.

Eine weitere Möglichkeit, Unterstützung durch die eigene Organisation zu bekommen besteht darin, die Betriebsärztin aufzusuchen und sie über die Belastungssituation zu informieren.

„Mobilität" und „Flexibilität" der Mitarbeiter sind eine hilfreiche Quelle zur Stressbewältigung. Damit ist die Bereitschaft für Veränderungen gemeint. Manchmal gehört extrem viel Mut dazu, die eigene Situation aktiv zu verändern, sei es durch den Wechsel der Abteilung oder gar durch Kündigung des Arbeitsplatzes.

Als positiv für die Bewältigung von Belastungen haben viele Betroffene die soziale Unterstützung durch Freunde und Familie genannt. Das Pflegen dieser Kontakte wird als wohltuend und beruhigend empfunden.

8.2 Bewältigungsstrategien in/nach der Reha-Maßnahme

Während der Reha-Maßnahme bekommen die Betroffenen in zahlreichen individuellen Beratungen Strategien zur Stressbewältigung aufgezeigt. Dabei ist es von Bedeutung, Module zu vermitteln, die auch über den Kur-Aufenthalt hinaus wirksam sind. In der Kur wird ein Großteil der möglichen Bewältigungsstrategien angeboten und jede Betroffene kann individuell entscheiden, welche Maßnahmen und Techniken für sie ansprechend sind. Dabei kann sie auch viele Dinge ausprobieren und somit feststellen, was ihr gut tut.

Der Interviewleitfaden beinhaltet die Frage, welche Therapiebausteine der Kur als besonders wohltuend und wirksam empfunden werden. Daraus sollten sich die von den Betroffenen als wertvollste Maßnahmen eingeschätzten Therapiebausteine herauskristallisieren. Die Skala der Beurteilung reicht von 1 (gar nicht empfehlenswert) bis 5 (außerordentlich empfehlenswert). Die Ergebnisse sind jedoch ausnahmslos gut und liegen allesamt zwischen 3,7 und 4,1. Daher ist dieses Ergebnis für eindeutige Aussagen nicht differenziert.

Hinsichtlich hilfreicher Entspannungstechniken sind von den Betroffenen insbesondere die Progressive Muskelentspannung, das Autogene Training, das Kennenlernen von bestimmten Akupressur-Punkten und „Wasser-Shiatsu" genannt worden. Zur (passiven) Entspannung wollen die Betroffenen in Zukunft auf Angebote wie Physiotherapie, Fußreflexzonen-Massage, Massage oder Sauna zurückgreifen.

Burnout-Prävention und Bewältigungsstrategien

Als individuelle Strategien zur aktiven Stressbewältigung werden des Weiteren verschiedene Anregungen für sportliche Betätigungen, Bewegung und das Pflegen von Hobbys vermittelt. Außerdem wollen die Befragten sich mehr Zeit und Ruhe gönnen, aber auch Kontakte knüpfen und öfter mal Freunde treffen und mit ihnen Gespräche führen.

Auch hier sind diese bisher genannten Strategien vorwiegend symptomatisch. Um die Ursachen der Probleme zu beseitigen, sind jedoch weitreichende Verhaltensänderungen notwendig. Von großer Bedeutung sind in dieser Hinsicht bleibende und andauernde Einstellungsänderungen und eine direkte und problembezogene Bewältigung von Stresssituationen. Dabei werden die Umstände von der betroffenen Person sachlich bewertet und daraufhin werden angemessene Lösungsschritte und Reaktionen geplant und durchgeführt. Die Betroffenen müssen lernen, ihr eigenes Verhalten zu reflektieren und aus den gewonnenen Erkenntnissen geeignete Konsequenzen zu ziehen. Sie wollen in Zukunft mehr auf ihre eigenen Bedürfnisse achten.

Ein weiterer wesentlicher Faktor liegt darin, die eigenen kommunikativen Fähigkeiten zu entwickeln. Diese helfen unter anderem dabei, Probleme innerhalb des Teams offen anzusprechen und dadurch zu bewältigen. Die Befragten behalten so die vermittelten Ansätze aus der Kur bei.

Zudem benennen sie das Ziel, ihre persönlichen Grenzen klar zu definieren und diese nicht ständig zu überschreiten. Wenn gerade dieser „gute Vorsatz" weiter ausgebaut und gepflegt wird führt er zu einer Stärkung der persönlichen Kompetenz. Die Betroffenen werden durch diese Strategie häufiger auch Erfolgserlebnisse haben und dadurch ihr Selbstvertrauen, ihre Selbstsicherheit und ihr Selbstwertgefühl steigern.

Die Befähigung, klare Entscheidungen zu treffen und auch bei ihnen zu bleiben, soll über die Kur hinaus erhalten bleiben. Hilfreich ist gegebenenfalls der weiterführende Informationsaustausch mit anderen Betroffenen z.B. über das Internet oder sogenannte „*Chat-Rooms*".[53] Einen Überblick hinsichtlich der individuellen Bewältigungsstrategien gestattet Abb. 12.

---

[53] Interview B9, Zeile 79

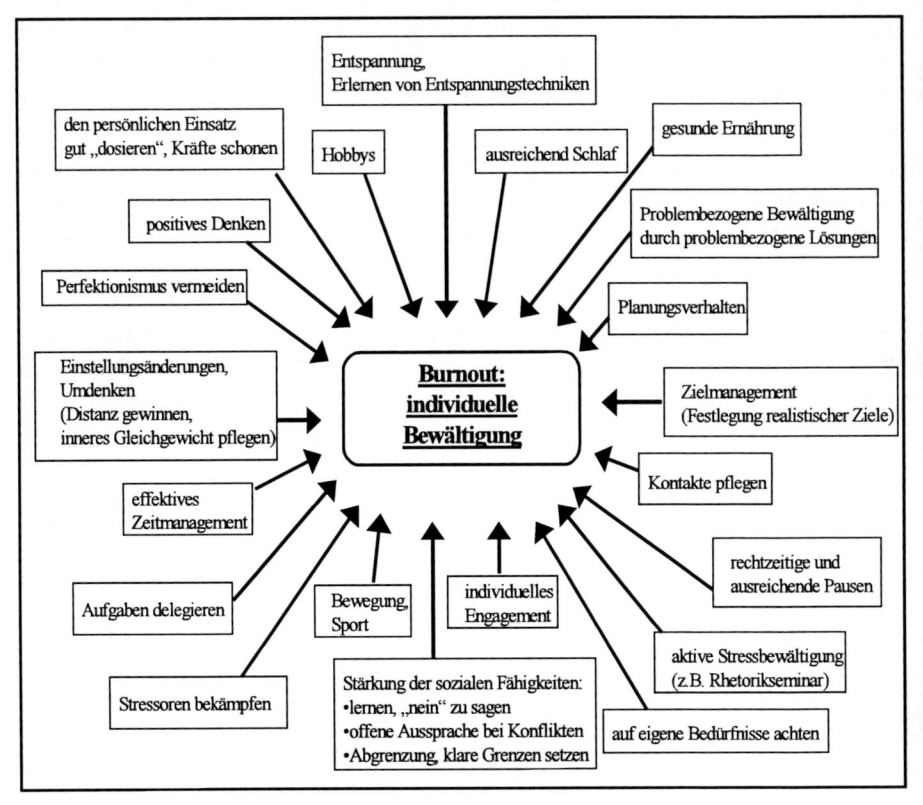

Burnout-Prävention und Bewältigungsstrategien

```
                    Entspannung,
                    Erlernen von Entspannungstechniken
  den persönlichen Einsatz                                gesunde Ernährung
  gut „dosieren", Kräfte schonen   Hobbys   ausreichend Schlaf

          positives Denken                                Problembezogene Bewältigung
                                                          durch problembezogene Lösungen

  Perfektionismus vermeiden                               Planungsverhalten

  Einstellungsänderungen,
  Umdenken                         Burnout:               Zielmanagement
  (Distanz gewinnen,               individuelle           (Festlegung realistischer Ziele)
  inneres Gleichgewicht pflegen)   Bewältigung

          effektives                                      Kontakte pflegen
          Zeitmanagement

                                                          rechtzeitige und
     Aufgaben delegieren    Bewegung,    individuelles    ausreichende Pausen
                            Sport        Engagement
                                                          aktive Stressbewältigung
                            Stärkung der sozialen Fähigkeiten:   (z.B. Rhetorikseminar)
     Stressoren bekämpfen   •lernen, „nein" zu sagen
                            •offene Aussprache bei Konflikten    auf eigene Bedürfnisse achten
                            •Abgrenzung, klare Grenzen setzen
```

Abb. 12: Individuelle Bewältigung. Quelle: eigene Erstellung

Das Vermitteln von „Leitgedanken" oder „Lebensmottos" kann für einige Personen als Richtschnur und zur Entlastung von Nutzen sein. *„Was ich auf jeden Fall in Zukunft beherzigen werde, ist ein „Motto", das ich hier kennen gelernt habe: „love it, change it or leave it"."*[54]
Damit ist gemeint, dass man etwas entweder lieben soll, wenn das nicht der Fall ist, soll man es ändern, so dass man es dann liebt. Wenn diese Umstellung nicht möglich oder sinnvoll ist, soll man die Situation verlassen. Eine solche Einstellung hängt ebenfalls mit der persönlichen „Mobilität" und Flexibilität zusammen, die Betreffende ist bereit, an ihrer Situation aktiv etwas zu verändern.

---

[54] Interview B9, Zeile 123f.

Als anderes hilfreiches, „handfestes" Instrument aus den Empfehlungen der Therapie wird das Führen eines „Tagebuchs" genannt. Die Betroffenen schreiben, in den Zeiten in denen es ihnen ‚gut' geht, ihre Aktivitäten und Tagesabläufe in ein Heft. Damit erhalten sie eine Dokumentation der Freizeitgestaltung, die sie persönlich als wohltuend empfinden, wie z.b. ein langer Spaziergang mit Fotoapparat durch die Natur. In ‚schlechten' Zeiten, wenn sie sich selbst kaum mehr für Entspannungstätigkeiten aktivieren können, haben sie die Möglichkeit, das Heft zur Hand zu nehmen und zu lesen. Auf diese Weise können sie sich die Aktivitäten und damit die von ihnen ausgelösten positiven Gefühle in ihr Bewusstsein zurückholen und schaffen es auf diese so vielleicht, sich zu aktivieren."[55]

Für die Beibehaltung des erlernten gesundheitsrelevanten Verhaltens und der Verhaltensänderungen im Alltag ist es von sehr großer Bedeutung, dass die Betroffenen selbst davon überzeugt sind, kompetent genug zu sein, um selbstwirksam handeln zu können. Die Personen müssen zuversichtlich sein, dieses gesundheitsfördernde Verhalten im Alltag auch umsetzen zu können.

8.3 Verhaltensänderungen

Für die Zeit nach der Kur haben sich die Betroffenen viel vorgenommen. Die in der Reha-Maßnahme angeregten Verhaltensänderungen möchten sie als „gute Vorsätze" für die Zukunft mitnehmen. Alle wünschen sich, dass sie die neuen Anstöße auch im „normalen Leben" umsetzen und nicht wieder in alte Strukturen zurückfallen.

Das Haupt-Augenmerk liegt auf der Persönlichkeitsentwicklung. Besonders wichtig ist hier, dass die Betroffenen ihre innere Einstellung ändern und mit Optimismus in die Zukunft blicken. Verbunden damit ist die Schärfung des Bewusstseins dafür, mehr auf sich selbst und die eigenen Bedürfnisse zu achten. Sie müssen lernen, sich gegebenenfalls abzugrenzen und auch „nein" sagen zu können, wenn sie etwas nicht möchten und nicht ständig gegen ihren inneren Willen zu handeln.

Die Arbeit ist zwar ein wichtiger Bestandteil des Lebens, aber nicht der einzige. Außerhalb der Arbeit sollen sie „abschalten". Parallel dazu müssen sie ihre Distanzierungsfähigkeit ausbilden. Sie sollen eine distanzierte Anteilnahme wahren. Idealerweise herrscht ein Gleichgewicht zwischen Berufsleben und Privatsphäre und der persönliche Einsatz wird „gut dosiert".

---

[55] Interview B5, Zeile 172ff.

Ein aktives, lösungsorientiertes Bewältigungsverhalten ist ein protektiver Faktor gegen Stress. Probleme werden direkt angegangen nicht aufgeschoben oder gar verdrängt. Hierbei ist eine ausgeprägte internale Kontrollüberzeugung von Vorteil und das damit verbundene Vertrauen in die Bewältigung. Durch diese Einstellung wird das Kohärenzerleben gestärkt und die Selbstachtung steigt. Viele Betroffene haben angegeben, dass sie in der Zukunft wieder mehr auf ihr „Bauchgefühl" hören wollen, was ihnen oftmals „gute Signale" sendet. Durch diese Gefühlsarbeit und weitreichende Körpersensibilität erhalten sie die Fähigkeit, Körpersignale bewusst wahrzunehmen und damit auch die Auswirkungen von extrem gesundheitsbelastenden Einflüssen. Körperliche Veränderungen wie Befindlichkeitsstörungen oder erste Krankheitssymptome werden auf diese Weise frühzeitig erkannt.

Mit dem Gefühl, wichtige Ereignisse im Leben selbst beeinflussen und die Umwelt aktiv gestalten zu können, steigert sich die Selbstwirksamkeitserwartung. Dabei handelt es sich um die Einschätzung, mit den eigenen Fähigkeiten die anvisierten Ziele auch erreichen zu können. Unter diesen Voraussetzungen können die Betroffenen „aktiv" werden und beginnen, das berufliche Umfeld tatkräftig mitzugestalten. *„Ich werde versuchen die berufliche Arbeit anders zu organisieren, so dass die Aufgaben gerechter verteilt werden."*[56] Dieses Planungsverhalten der Arbeitsorganisation und der Arbeitsteilung (Delegation) hilft dabei, Probleme schneller zu lösen, wodurch eine geringere Erschöpfung eintritt und Problemverdrängungen und aufschiebende passive Bewältigungsformen seltener auftreten. Zur weiteren Stärkung der Selbstwirksamkeit wollen sie daran arbeiten, die persönliche Kompetenz sowie die soziale- und Fachkompetenz weiter zu entwickeln.

Zudem wollen die Betroffenen in Zukunft darauf achten, regelmäßige Pausen einzulegen. Sie wollen die erlernten Entspannungsübungen auch tatsächlich gezielt anwenden.

Wie bereits in **Abschnitt 8.2** „Bewältigungsstrategien nach der Reha-Maßnahme" beschrieben, denkt eine Befragte über einen Abteilungswechsel nach und zwei sogar über einen Arbeitsplatzwechsel, von denen einer eher unfreiwillig gewesen ist, jedoch im Nachhinein als Neu-Anfang und „neue Chance" betrachtet wird. Gerade bei solch drastischen Veränderungen sind soziale Unterstützungssysteme von großer Bedeutung. Es ist wichtig, den Partner in solche Entscheidungen einzubeziehen und ihm gegebenenfalls auch Aufgaben zu übertragen.

---

[56] Interview B2, Zeile 164f.

9 Empfehlungen

Idealerweise sollte Burnout-Prävention in der Organisationsentwicklung ansetzen, denn nicht nur die „Opfer" des Burnout als Betroffene müssen handeln, sondern vor allem auch die Organisationen. Betroffene Mitarbeiter fühlen sich ihrer Arbeitssituation „ausgeliefert" und haben kaum eine Möglichkeit, sich selbst dagegen zu wehren. Die erfolgversprechendste Strategie zur Verhinderung von Burnout innerhalb der Belegschaft ist ein aktives, zielgerichtetes Vorgehen. In erster Linie sollten die organisatorischen Möglichkeiten zur Vermeidung von Burnout sorgfältig ausgeschöpft werden. Eine ausgezeichnete Organisationsstruktur, ein gesundes Betriebsklima und zufriedene Mitarbeiter bringen den größten Nutzen für alle Beteiligten.

Die *Primärprävention* zur Vermeidung von Burnout liegt demnach zu einem großen Teil in der Verantwortung der Organisation (z.B. Schulen, Kinder-, Jugend-, Altenheime, Beratungsstellen etc.) bzw. des Managements. Hier sollten die entsprechenden Grundlagen zur Senkung der Inzidenz geschaffen werden. Durch eine genaue Analyse der institutionsspezifischen Aufbau- und Ablauforganisation können Belastungsfaktoren und ineffiziente Schnittstellen ermittelt und aufgedeckt werden. So wird beispielsweise erforscht, an welchen Stellen Personalmangel herrscht, Teamkonflikte auftreten oder Unzufriedenheit, Zeitdruck und Überforderung zu finden sind. Diese belastenden organisatorischen Rahmenbedingungen können zu psychischen Erkrankungen führen. Auf der Basis dieser Erkenntnisse lassen sich dann adäquate Änderungen und Verbesserungen einleiten. Diese Vorgehensweise setzt eine offene Kommunikation und ein zuverlässiges betriebliches Informationswesen voraus. Die Verbesserung der Kooperations- und Kommunikationsstrukturen liegt ebenfalls im Verantwortungsbereich der Organisation bzw. der Personalführung /-entwicklung.

Falls sich das Auftreten einer Burnout-Symptomatik trotz dieser Ansatzpunkte nicht verhindern lässt, sollte die betroffene Mitarbeiterin mit allen Mitteln der Organisation unterstützt werden. Für die *Sekundärprävention* ist sowohl die Organisation als auch die Mitarbeiterin selbst verantwortlich. Die Mitarbeiterin muss die Situation erkennen und sollte ohne Schuldgefühle Hilfe anfordern und auch annehmen. Falls die genannten strukturellen Voraussetzungen vorhanden sind, sollte sie aktiv entsprechende Schritte einleiten und sich beispielsweise an die MAV, den Betriebsrat, die Betriebsärztin oder die Hausärztin wenden.

Empfehlungen

Dieses aktive Vorgehen der Betroffenen kann jedoch nicht in jedem Fall vorausgesetzt werden. Oft erkennen sie ihre schlechte Verfassung selbst gar nicht und bewegen sich in einem Problem-Kreislauf. An dieser Stelle soll nochmals betont werden, wie bedeutend der sorgsame Umgang der Organisation mit ihren Mitarbeitern ist, um solche Entwicklungen zu erkennen und unterstützend einzugreifen. Wichtig ist zu beachten, dass die Betroffenen ausreichend Verständnis bei den Vorgesetzten und Kollegen finden und die Erkrankung bei ihnen Akzeptanz findet.

Bei den Präventionsmaßnahmen lassen sich organisatorische- und mitarbeiterbezogene Interventionen unterscheiden (Verhältnis- und Verhaltensprävention). Die organisatorischen Interventionen setzen bei den stress*auslösenden* Situationen, Bedingungen und Prozessen an, die durch die betrieblichen Rahmenbedingungen hervorgerufen werden (Gestaltung der Arbeitsorganisation z.b. unregelmäßiger Arbeitsanfall, fehlende Unterstützung bei Personalengpässen usw.). Die mitarbeiterbezogenen Interventionen setzen bei personalen Merkmalen und Prozessen durch Verhaltensänderungen an wie beispielsweise durch gezielte Kompetenzentwicklung oder Vermittlung von Bewältigungsstrategien. Effektive Resultate werden dadurch erzielt, dass die Verhältnis- und die Verhaltensprävention sinnvoll miteinander kombiniert werden. Wenn eine Mitarbeiterin beispielsweise den Zeitdruck bei der Arbeit als Stressfaktor empfindet, kann als organisatorische Intervention die Arbeitsintensität reduziert werden und die Mitarbeiterin kann zudem an Programmen zu effektivem Zeitmanagement teilnehmen. Würde in diesem Falle nur die Verhaltensprävention angewendet, könnten die eigentlichen Ursachen der Stressfaktoren und der Beschwerden nicht erfolgreich beseitigt werden.

Falls der Burnout-Prozess dennoch fortschreitet, sind nun Maßnahmen der *Tertiärprävention* geboten. Die betroffene Mitarbeiterin muss durch ein unterstützendes Reha-Programm (wie z.B. das zuvor angeführte GiGS-Programm) wieder für den Arbeitsalltag und den privaten Alltag gestärkt werden. Ihr sollen nützliche Ansätze und effektive Strategien vermittelt werden, die auf lange Sicht Verbesserungen bringen und andauernde positive Verhaltensänderungen mit sich führen. Es ist unerlässlich, dass die Organisation sich auf die Rückkehr der Mitarbeiterin einstellt, die Verhaltensänderungen akzeptiert und lernt, damit umzugehen.

Empfehlungen

9.1 Empfehlungen für die Organisation

In den Interviews ist des öfteren deutlich geworden, dass die Mitarbeiter sich mehr Unterstützung und Anerkennung durch Vorgesetzte wünschen. Sie haben vielfach das Gefühl, einfach nur „funktionieren" zu müssen und sie fühlen sich mit ihren Problemen und Belastungen, denen sie ausgesetzt sind, alleine gelassen. Hier wäre es wünschenswert, dass die Vorgesetzten für ihre Mitarbeiter erreichbar sind, dass sie ihre Probleme und Belastungen ernst nehmen und auch notwendige Schritte und Maßnahmen einleiten, um die Mitarbeiter zu entlasten. „Seit jeher wird versucht, Individuen, Gruppen und Organisationen durch mehr oder weniger direktive Führung in Richtung auf bestimmte Ziele hin zu beeinflussen. Nachdem sich vielfach gezeigt hat, dass soziale Systeme mit direktiven Führungskonzepten nicht flexibel genug auf die komplexen und dynamischen Anforderungen der modernen Arbeitsprozesse zu reagieren vermögen, verlieren rein autoritär-direktive Führungsformen zunehmend an Bedeutung. Neue Werte wie Kooperation und Partizipation gewinnen an Einfluss und werden als Forderungen immer stärker auch an eine Institution wie das Krankenhaus herangetragen. Dies macht neue, zeitgemäße Führungsformen notwendig, die in der Lage sind, den veränderten technologischen und soziokulturellen Anforderungen zu genügen. Diese Führungsformen werden gewöhnlich unter dem Sammelbegriff der kooperativen Führung zusammengefasst."[57]

Ein anderer innerhalb der Interviews genannter Aspekt ist der Wunsch der Betroffenen nach Mitspracherecht bei Entscheidungen. Häufig werden sie vor vollendete Tatsachen gestellt, beispielsweise weil an irgendeiner Stelle Einsparungen notwendig sind. Sie müssen sich dann auf die veränderte Situation einstellen, ob es ihnen gefällt oder nicht. Oftmals besteht jedoch tatsächlich die Möglichkeit Mitarbeiter in Entscheidungen und Planungen einzubeziehen, sich mit ihnen zu beraten und Absichten und Hintergründe von Entscheidungen aufzudecken. „Die Partizipation verbessert sowohl die Qualität von Entscheidungen, wie auch die Identifikation der Mitarbeiter mit den Entscheidungen und mit ihren Aufgaben. Durch die partizipative Führung werden somit die Interessen der Organisation besser in Einklang gebracht. (...) Die Mitarbeiter können sich durch die Arbeit und in der Arbeit ständig weiter entwickeln. Sie denken mit, lernen größere Zusammenhänge zu sehen

---

[57] Zitat: Leuzinger, A. *Mitarbeiterführung im Krankenhaus*, S.175

und anspruchsvollere Aufgaben zu bewältigen. (...) Sie sind bereit, vermehrt Verantwortung zu übernehmen und sich entsprechend weiterzubilden."[58]
Die Mitarbeiter sollen sich mit dem Unternehmen identifizieren, was in der Regel zu einer höheren Arbeits- und Berufszufriedenheit führt. Die Partizipation bei Entscheidungen stärkt die Motivation. Sie fördert den Teamgeist und die Kommunikation. Werden Änderungen und neue Strukturen einfach „übergestülpt", können sie im Rahmen der Organisationsentwicklung nicht realisiert werden, wenn die betroffenen Mitarbeiter ihre Belange in einem solchen Vorgehen nicht vertreten sehen. So kann der systemische Ansatz, der die Einbindung und Mitwirkung aller Teile eines Organisations-Ganzen vorsieht (Prinzip: „Betroffene zu Beteiligten machen"), nicht mehr zum Tragen kommen.

Aus diesen Prinzipien der Organisationsentwicklung lässt sich die Erkenntnis ableiten, dass sich in einer kooperativ-partizipativen Organisationsführung mehr Synergie ausbilden wird als in einer autoritär geführten. Flexibilität und Bereitschaft für Veränderungen bedeutet hier letztlich Effizienzsteigerung und kommt nicht nur den Mitarbeitern zugute, sondern der gesamten Organisation. Veränderung bedeutet vielfach auch, Hierarchien aufzubrechen und Verantwortungsbereiche abzugeben. Dabei ist eine genaue Formulierung der Aufgaben und des Tätigkeitsspielraums hilfreich. Der Tätigkeitsspielraum bezieht sich auf konkrete Arbeitsinhalte und Rollenerwartungen und stellt die ausführende Komponente des Handlungsspielraumes dar. Seine Festlegung erfolgt durch eine Stellenbeschreibung.

Durch Delegation und Vertrauen wird „der Freiheitsgrad des Mitarbeiters vergrößert, die Bereitschaft und Fähigkeit des Mitarbeiters zu selbstständigem Entscheiden und Handeln erhöht und das Selbstwertgefühl und Verantwortungsbewusstsein des Mitarbeiters verstärkt."[59] Zur Verdeutlichung dieses Ansatzes ist der Kreislauf in der folgenden Abbildung dargestellt:

---

[58] Zitat: Leuzinger, A. *Mitarbeiterführung im Krankenhaus*, S. 160-161
[59] Zitat: ebd., S. 163

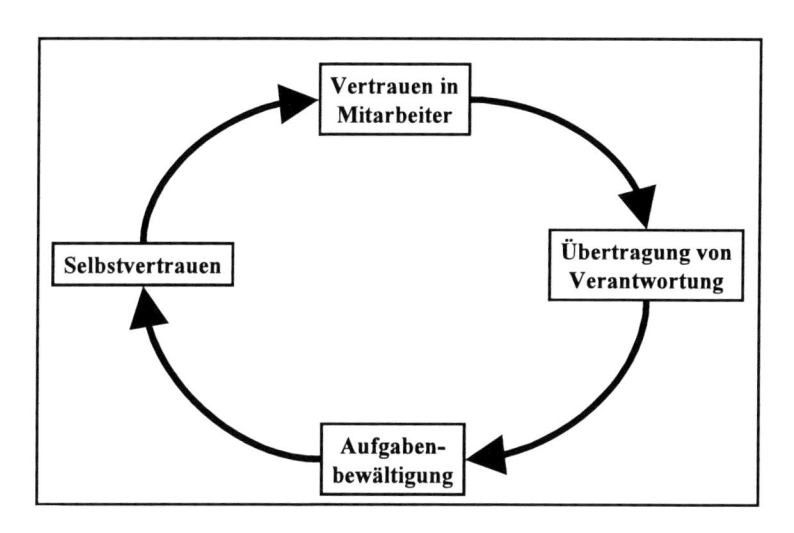

```
        ┌─────────────┐
        │ Vertrauen in│
        │ Mitarbeiter │
        └─────────────┘
       ↗               ↘
┌──────────────┐   ┌──────────────┐
│Selbstvertrauen│   │Übertragung von│
│              │   │ Verantwortung │
└──────────────┘   └──────────────┘
       ↖               ↙
        ┌─────────────┐
        │  Aufgaben-  │
        │ bewältigung │
        └─────────────┘
```

Abb. 13: Der Vertrauenskreislauf. Quelle: Niermeyer & Seyffert[60]

In Einrichtungen des Gesundheitswesens könnte ein solcher Prozess beispielsweise durch Änderungen in der Aufbau- und Ablauforganisation in Gang gesetzt werden. In der Aufbauorganisation werden die *Zuständigkeiten* der Mitarbeiter festgelegt. Eine Maßnahme diesbezüglich wäre z.b. die Einführung eines „Bezugspflege-Systems" in der Krankenpflege. Bezugspflege bedeutet, dass eine Pflegekraft für eine bestimmte Anzahl von Patienten zuständig ist. Alle pflegerischen Aspekte diese Patienten betreffend fallen in ihren Zuständigkeitsbereich. Somit werden alle Maßnahmen und Planungen in bezug auf diese Patienten von ihr erarbeitet und koordiniert. Dadurch sind die Tätigkeits-, Verantwortungs- und Handlungsspielräume klar definiert. Die Pflegekraft erhält damit einen Zuständigkeitsbereich, innerhalb dessen sie selbstständig zu planen, zu entscheiden und zu handeln *berechtigt* und *verpflichtet* ist. Es findet eine direkte Kommunikation statt, sowohl von der Pflegekraft zu „ihren" Patienten, als auch der anderen Mitglieder des therapeutischen Teams zu der Pflegekraft. Voraussetzung für die Einführung dieses Pflegesystems ist, dass die Mitarbeiter die notwendigen Kompetenzen zur Erfüllung dieser Aufgaben mitbringen. Sie müssen durch entsprechende

---

[60] Quelle: Niermeyer, R. & Seyffert, M. (2002). *Motivation*, S. 72

Empfehlungen

Aus-, Fort- und Weiterbildungen sorgfältig geschult und darauf vorbereitet werden. Die durch Kompetenzentwicklung mögliche Erweiterung des Tätigkeitsspielraums wird auch als „job enlargement" bezeichnet. Sie fördert in der Regel das Selbstbewusstsein, die Motivation und die Zufriedenheit der Mitarbeiter. Hier besteht jedoch die Gefahr, das Personal zu überfordern, wenn nicht darauf geachtet wird, dass die Aufgaben den Fähigkeiten entsprechen. Daher müssen sich Vorgesetzte regelmäßig vergewissern, ob sie ihren Mitarbeitern nicht zu viel zugemutet haben. Das Gleiche gilt für die Erweiterung des Entscheidungsspielraums, dem „job enrichment". Um Belastungen oder Überforderungen aufzudecken, können beispielsweise regelmäßige Gespräche geführt oder anonymisierte Fragebögen verwendet werden („Klima-Untersuchungen"). Aus den Analysen können dann gezielt spezifische Maßnahmen abgeleitet werden, die auf konkrete Stressauslöser ausgerichtet sind. Zusätzlich können Statistiken zu Fehlzeiten, Unfällen und Fluktuation geführt werden und somit weitere Hinweise auf Belastungssituationen aufgedeckt werden.

In der „Ablauforganisation" wird festgelegt, *wie* bei den zu bewältigenden Aufgaben verfahren werden muss. Dies kann durch klare Tätigkeitsbeschreibungen, präzise formulierte Aufgaben oder durch die Einführung von „Prozessabläufen" geschehen.

Bei den Prozessabläufen handelt es sich um „Handlungspfade", die den vollständigen Handlungsverlauf einer entsprechenden Tätigkeit von Anfang bis Ende beinhalten. Durch sie soll eine Verbesserung organisationsinterner Prozesse erreicht werden und die Ergebnisqualität soll optimiert werden. Mit der Visualisierung der Handlungsabläufe werden Schnittstellen offensichtlich und Reibungspunkte an diesen Nahtstellen können aufgespürt werden. Durch eine Analyse dieser Stellen können spezifische Belastungsschwerpunkte ermittelt werden.

Einen Hinweis auf hohe Arbeitsbelastungen bzw. mangelnde oder unzureichende Bewältigungsstrategien bei Stress stellt ein erhöhter Krankenstand dar. Unmut, Konflikte und Überlastungen schlagen sich mehr und mehr in Fehlzeiten nieder. Dieser Faktor kann sich zu einem Teufelskreislauf entwickeln, wenn keine konstruktive Lösung erreicht wird und eine Problemverschiebung stattfindet. Dies ist häufig der Fall, wenn die übrigen Mitarbeiter die Arbeit der fehlenden Kollegen ausgleichen müssen. Durch die Anreicherung von Überlastung und Unmut bei der übrigen Belegschaft ergibt sich wiederum eine herabgesetzte Schwelle zur Krankmeldung. Solche Kreisläu-

Empfehlungen

fe können durchbrochen werden, indem die Führungskräfte darauf achten, den verbliebenen Arbeitskräften nicht noch zusätzliche Aufgaben zuzumuten. Lücken im Besetzungsplan sollten entweder mit Teilzeitkräften ausgeglichen werden, oder durch externe Ersatzkräfte von bspw. Zeitarbeitsfirmen. Sie sollten den Mitarbeitern Anerkennung zeigen, wenn eine solche schwierige Phase erfolgreich überstanden ist und die von ihnen bewältigte Mehrarbeit loben.

Nach der Ausbildung sollte darauf geachtet werden, dass den neuen Kollegen nicht zu früh zu große Verantwortung übertragen wird und sie damit überlastet werden. Daher sollte immer geprüft werden, *wie* die Abteilung besetzt ist, also nicht nur die „*Köpfe*" zählen, sondern auch darauf achten, ob es den Mitarbeitern in dieser Konstellation zuzumuten ist, die Arbeit zu bewältigen. Der Besetzungsplan sollte stets so ausgearbeitet sein, dass neue Mitarbeiter während einer angemessenen Einarbeitungszeit nicht als vollständige Arbeitskraft berücksichtigt werden und möglichst konsequent von ihrer Mentorin begleitet werden. In der Einarbeitungsphase darf den neuen Kollegen und ihren Mentorinnen nicht zu viel Arbeit zugeteilt werden. Die Tatsache, dass sie „zu zweit" sind, verleitet häufig dazu, ihnen mehr Arbeit zu geben. Unter dieser Voraussetzung ist eine sorgfältige Einarbeitung jedoch nicht gewährleistet. Berufsanfänger mit Sorgfalt zu behandeln ist auch aus dem Grunde wichtig, weil für sie der Zeitdruck und die Arbeitsmenge starke Einflussfaktoren für die Entstehung von Erschöpfungszuständen sind. Diesbezügliche Inhalte sollten bereits in den Lehrplan der Auszubildenden integriert werden. Sie sollten lernen, wie sie sich selbst wieder aufbauen und ermutigen können, ihre persönlichen Bedürfnisse zu beachten und sie zu schätzen.

Aus den Interviews ist weiterhin deutlich geworden, dass die Betroffenen es für sehr wichtig halten, organisatorische Gesprächsgruppen und/oder Gesundheitszirkel einzurichten. Zu diesen Gesprächen trifft sich regelmäßig eine Gruppe von Mitarbeitern übergreifender Berufsgruppen und Abteilungen.

Jede Gesprächsteilnehmerin kann wichtige Themen oder Belastungen ansprechen und die Probleme sollen in der Gruppe gelöst werden. Ein häufiges Resultat solcher Gesprächsgruppen ist die Erhöhung der Arbeitszufriedenheit. Zudem kann das Aufdecken von Problemen und die Erfahrung des Personals für die Organisationsentwicklung der Einrichtung genutzt werden.

Im Sinne eines ganzheitlichen Gesundheitsverständnisses sollten potenziell entlastende, gesundheitsschützende und gesundheitsförderliche Bedingungen Beachtung finden.

Wenn die bisher genannten Voraussetzungen in den Einrichtungen des Sozial- und Gesundheitswesens umgesetzt werden, wird durch sie eine solide Basis geschaffen für eine betriebliche Gesundheitsförderung und die berufliche und persönliche Entwicklung der Mitarbeiter. Jede Mitarbeiterin, die sich weiterentwickelt, erweitert hierdurch ihre beruflichen Kompetenzen und somit schreitet die Entwicklung der gesamten Organisation voran.

9.2 Empfehlungen für die Mitarbeiter

Die Entwicklung der eigenen Persönlichkeit steht in engem Zusammenhang mit einem ausgeprägten Kohärenzerleben und ermöglicht daher eine Stärkung des Selbstwertgefühls und somit auch der Selbstachtung. Durch Stärkung der persönlichen Kompetenzen kann Anforderungen des Arbeitslebens durch den Einsatz der eigenen Ressourcen begegnet werden.

Ein Teufelskreis entwickelt sich, wenn die Mitarbeiterin in einem Burnout-Prozess steckt, der ihr Energie und Konzentration raubt und ihre berufliche Situation bspw. durch Fehler kontinuierlich und unaufhörlich verschlechtert. Eine solche Situation bedroht das Selbstwertgefühl und löst wachsende Unsicherheit bei der Betroffenen aus. Denn in dem sozialen Geflecht bei der Arbeit wird das Selbstwertgefühl geschwächt, wenn die eigene Person in ihrer Persönlichkeit, Arbeit und Leistung negativ bewertet wird.

Zur Stärkung der persönlichen Kompetenz empfehlen sich praktische Übungen. Betroffene Personen müssen lernen „nein" zu sagen bzw. klar und deutlich zu formulieren, wenn ihnen etwas nicht gefällt. Sie müssen lernen, Probleme offen anzusprechen. Begleitend dazu sollen sie daran arbeiten, mehr aus sich herauszugehen und offen auf Menschen zuzugehen. Parallel zur Persönlichkeitsentwicklung und der damit verbundenen Stärkung des Selbstwertgefühls ist gleichermaßen die Kompetenzentwicklung in allen anderen Bereichen ebenfalls zur erfolgreichen Bewältigung von Belastungssituationen sinnvoll:

„In bezug auf Belastungen ist bei einem Vergleich zwischen us-amerikanischen und deutschen Pflegekräften festgestellt worden, dass das professionellere Selbstverständnis der akademisch weitergebildeten amerikanischen Pflegenden zu einem angemesseneren und langfristig gesünderen

Umgang mit Belastungen führt."⁶¹ Kompetenz wird hier verstanden als Fähigkeit der Expertin, Probleme eigenständig zu lösen und ihr Wissen immer wieder selbst umstrukturieren zu können. Demnach ist die Kompetenzausbildung eine Ressource zur Bewältigung von Belastungen und hat einen gesundheitsfördernden Charakter. Gesundheit wird hierbei als mehrdimensionale Konzeption aufgefasst: Neben körperlichem Wohlbefinden und psychischem Wohlbefinden gehören auch Leistungsfähigkeit, Erfüllung von Rollenerwartungen, Selbstverwirklichung und Sinnfindung dazu.

Eine erfolgreiche Aufgabenbewältigung hängt zudem davon ab, inwieweit es der Mitarbeiterin möglich ist, zur Verfügung stehende Ressourcen zur Bewältigung ihrer Arbeitsanforderungen zu nutzen. Falls genügend Ressourcen vorhanden sind und die Mitarbeiterin dazu in der Lage ist darauf zurück zu greifen, ist eine gesunde und erfolgreiche Bewältigung der Arbeitsaufgaben wahrscheinlich.

Durch Stärkung der persönlichen Kompetenz wird der geeignete Umgang mit eigenen Emotionen und den Emotionen der Klienten verbessert und gestärkt. Gerade im Dienstleistungssektor ist es unerlässlich, die Kommunikationsfähigkeit in der Interaktion mit Klienten zu schulen. Burnout tritt häufig bei Mitarbeitern auf, die beruflich tagtäglich mit Menschen arbeiten, von deren Zusammenarbeit ein erfolgreiches Arbeitsergebnis abhängig ist, die jedoch häufig nicht ohne Weiteres von den Klienten entgegengebracht wird. Häufig treten Belastungssituationen auf, wenn Konflikte im Umgang mit Kunden/Klienten entstehen wie beispielsweise Aggressionen, Ungerechtigkeit oder der Umgang mit schwierigen Personen. Vor dem Hintergrund der Kundenorientierung in der Dienstleistungsgesellschaft wird von Mitarbeitern häufig vorausgesetzt, ihre Emotionen zu kontrollieren und trotzdem freundlich zu sein, im Sinne von *„der Kunde ist König"*, unabhängig davon ob sie auch innerlich so fühlen, oder eher z.B. wütend sind. Dieses Phänomen bremst die Motivation der Mitarbeiter und ruft mit der Zeit Verzweiflung bei ihnen hervor. Es handelt sich um eine spezifische psychische Belastung in Dienstleistungsberufen.

Laut Benners Theorie sind diesbezüglich Berufsexperten mit ausgeprägtem Selbstwertgefühl, innerer Stimmigkeit und hoher Kompetenz in allen Bereichen dazu in der Lage solche Belastungen effektiv zu bewältigen und ihre eigenen Emotionen der Situation angemessen bewusst zu steuern.

---

[61] vgl. Brown, C. (1995). *Professionalisierung als Chance*, S.42

Empfehlungen

Das Erreichen der Kompetenzstufe der Expertin hängt mit der eigenen Motivation sowie mit der Persönlichkeit zusammen.
Kompetenz ist kein statischer, irgendwann einmal erreichter Zustand sondern ein dynamisches, prozesshaftes Geschehen. Erfahrungen müssen dabei mit Erkenntnissen verbunden werden, um Prozesse zu erklären und zu verstehen. Die Kompetenzentwicklung findet sowohl selbst- als auch fremdgesteuert statt. Demnach wird sie von zwei Seiten her bestimmt: zum einen von der beruflichen Situation (Anforderung) und zum anderen von der Mitarbeiterin selbst (individuelle Ressourcen). Wenn eine Mitarbeiterin im Stadium der Expertin Defizite bei sich selbst erkennt, sollte sie die Fähigkeit besitzen, ihre Kompetenzen weiter zu entwickeln, wobei sie sich in manchen Fällen durchaus auf das Niveau des Neulings begeben muss. Dieses selbstgesteuerte Erkennen und das daraus resultierende Handeln schließt die Selbstorganisation und die Eigenmotivation der Mitarbeiterin ein.

Die Entwicklung zur Berufsexpertin erfordert eine starke Persönlichkeit und ein gekräftigtes Selbstwirksamkeitserleben. Um Überforderungen „im Alter" (wie in Kapitel 7.1 dargestellt) entgegenzuwirken ist es ratsam, kontinuierlich „am Ball" zu bleiben und sich über politische, gesellschaftliche oder technische Entwicklungen und Veränderungen zu informieren. *„Der dritte Kollege macht seit einem halben Jahr schon krank, weil er den Anforderungen nicht mehr gewachsen ist. Es kommt immer mehr in den Gesundheitsbereich hinein, Richtlinien, Qualitätsanforderungen usw., wo man sich Fachwissen aneignen muss. Wer sich nicht auf die Hinterbeine setzt, <u>kann</u> es nicht wissen. Ich muss mich mit den Dokumenten auseinander setzen, es gibt für alles ein Formular, einen Hinweis, eine Richtlinie, das muss ich lesen. Und durch die Arbeit alleine entsteht praktisch auch etwas von dem Wissen. Je mehr ich mich damit auseinander setze, umso mehr kann ich lernen."*[62]
Diese Schilderungen richten den Fokus auf die Bedeutung der Motivation von Mitarbeitern. Die Fach- und Methodenkompetenz werden hauptsächlich durch die Berufserfahrung und Teilnahme an Fort- und Weiterbildungen entwickelt. Durch sie wird die Basis gelegt für berufliche Autonomie und Gleichstellung zu anderen Berufsgruppen. Die Persönliche- und die Sozialkompetenz hingegen werden zusätzlich noch durch die Lebenserfahrung gebildet. Sie sind einerseits für die personenbezogene Dienstleistungsarbeit in Sozial- und Gesundheitseinrichtungen erforderlich, andererseits auch für den Umgang mit Kollegen, Angehörigen, Ärzten usw. Weitreichende Stär-

---

[62] Interview B2, Zeile 15ff.

kungen der Kompetenzen und Kommunikationsfähigkeit bilden die Grundlage dafür, dass Mitarbeiter in Belastungs- und Krisensituationen über Nutzung sozialer Unterstützung die Belastungen erfolgreich bewältigen können. Berufliche Qualifikation kann eine aktive Gegenstrategie zu Burnout darstellen, denn mit einer verbesserten Qualifikation können auch Strategien erlernt werden, die den Umgang mit hoher Arbeitsbelastung und Arbeitsintensität erleichtern. Professionelle Arbeit ist eleganter und ökonomischer. Experten gehen sparsamer mit ihrer Energie um, da sie Wesentliches von Unwesentlichem unterscheiden.

Um einen Patienten im Sinne von Benners Theorie (vgl. Kapitel 4.3) zu pflegen, wird von der Pflegekraft ein hohes Maß an Engagement, zwischenmenschlicher Zuwendung und liebevoller Sorge gefordert. Dabei ist es äußerst wichtig, den richtigen Grad an Engagement zu finden, da sonst bei den Pflegenden die Gefahr besteht zu erschöpfen und auszubrennen.

Mitarbeiter, insbesondere auf der Kompetenzstufe der Expertin brauchen die Stärke, sich selbst zu akzeptieren und auch andere Menschen so zu nehmen wie sie sind. Sie müssen genug Mut besitzen, um Prioritäten zu setzen und mit getroffenen Entscheidungen zu leben. Dabei müssen sie in der Lage sein, auch realistisch bei sich einzuschätzen, wenn sie selbst Hilfe annehmen müssen und überlastet sind.

Je ausgeprägter eine professionelle Rolle ist, desto besser sind auch die Möglichkeiten Misserfolge zu verarbeiten ohne die eigene Person in Frage zu stellen.

Schlüsselqualifikationen der Experten wie Problemlösefähigkeit und vernetztes Denken sind unbedingt notwendig, um sich flexibel auf sich verändernde Aufgabenstellungen und Arbeitsbedingungen einstellen zu können. Abb. 14 zeigt die vielfältigen Kompetenzanforderungen, die an Experten gestellt werden.

Empfehlungen

Persönliche Kompetenz

* Persönlichkeitsbildung
* Flexibilität
* Eigenständigkeit
* Leistungsbereitschaft
* Erholungsfähigkeit
* Reflexionsfähigkeit
* kognitive Fähigkeiten
  (Kohärenzerleben, Optimismus,
  Kontaktfähigkeit, Selbstwertgefühl)
* emotional-affektive Fähigkeiten
  (Urteilsfähigkeit, Selbstständigkeit,
  Verantwortungsbereitschaft)

Sozialkompetenz

* Kommunikationsfähigkeit
* Beziehungsfähigkeit
* Konfliktfähigkeit
* Teamfähigkeit,
  interaktive Fähigkeiten
* Verantwortungsbereitschaft
* psychosoziale Kompetenzen

Experten

Methodenkompetenz

* Analysefähigkeit
* Organisationsfähigkeit
* angemessenes Handeln
* Beobachtungsvermögen
* Systemdenken,
  vernetztes Denken

* fundiertes
  theoretisches und
  praktisches Fachwissen
* Sicherheit im
  beruflichen Handeln

* Handlungsfähigkeit
* Entscheidungsfähigkeit
* Autonomie
* Wahrnehmung

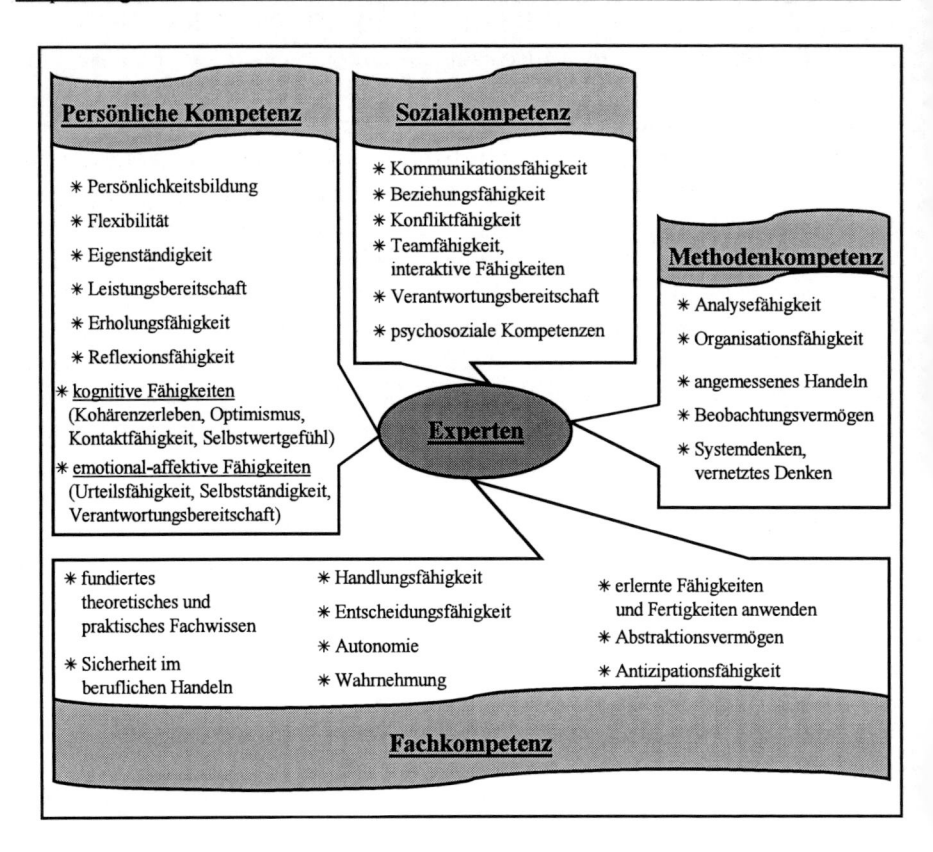

* erlernte Fähigkeiten
  und Fertigkeiten anwenden
* Abstraktionsvermögen
* Antizipationsfähigkeit

Fachkompetenz

Abb. 14: Kompetenzen der Pflegeexperten. Quelle: eigene Erstellung

10 Fazit

Vor dem Hintergrund eines in Zukunft steigenden gesellschaftlichen Bedarfs an Gesundheits- und Sozialdienstleistungen und des bereits bestehenden „Pflegenotstandes" ist die Entwicklung und Umsetzung eines umfassenden Konzeptes, Stätten personenbezogener Dienstleistungsberufe als attraktive Arbeitsplätze zu gestalten, dringend geboten. Dieses Konzept muss bereits *präventiv* eingreifen, um auf lange Sicht *effektiv* zu sein.

Aus den Interviews ist deutlich geworden, dass die burnout-betroffenen Personen Präventionen im Arbeitsplatzbereich vermissen, die das Personal bereits im Vorfeld aktiv unterstützen. Beruflicher Stress und Belastungssituationen haben nicht nur negative Auswirkungen auf die betroffene Person, sondern darüber hinaus auf die gesamte Organisation. Diese Forderung bedingt einen Perspektivenwechsel, denn die betriebliche Gesundheitsförderung umfasst nicht nur individuelle Maßnahmen zur Prävention, sondern auch Maßnahmen in bezug auf das Betriebsklima und die Organisationsstruktur. Die Förderung dieser Faktoren kann sowohl einem erhöhten Krankenstand als auch vorzeitigen Berufsaustritten von Mitarbeitern entgegenwirken.

Bei vielen Arbeitgebern herrscht heute noch ein mangelndes Verständnis für den Zusammenhang zwischen der psychischen Gesundheit mit der Lebensqualität der Mitarbeiter und ihrer Produktivität für die Organisation. Je mehr frustrierte, ausgebrannte und erschöpfte Personen in der Organisation beschäftigt sind, desto ineffektiver ist sie. Ausgebrannte Mitarbeiter haben selbst häufig gar nicht die *Kraft*, von sich aus aktiv Gegenmaßnahmen einzuleiten und Hilfe einzufordern. Zudem kündigen in Zeiten eines engen Arbeitsmarktes ausgebrannte Mitarbeiter nur selten von sich aus. Durch ihr Verbleiben verursachen sie oft hohe Kosten, beispielsweise durch eine verminderte Arbeitsleistung und einen erhöhten Krankenstand.

Für das Image der Einrichtung kann es zu einem Problem werden, wenn ausgebrannte Mitarbeiter, die bestenfalls versuchen ihre negativen Emotionen unter Kontrolle zu halten, in Kontakt/Kooperation mit Kunden, Klienten, Schülern oder Patienten treten.

Daher sollten entsprechende Umstrukturierungsmaßnahmen und Veränderungen frühzeitig durch die Organisation in die Wege geleitet werden. Auch wenn sie ggf. ein hohes Maß an Mehraufwand mit sich führen, kommen sie dennoch im Endeffekt allen zugute. Letztlich liegt die Verantwortung für die

Fazit

Burnout-Prävention zu gleichen Teilen im Bereich der Organisation, wie auch im Verantwortungs- und Motivationsbereich der Mitarbeiter selbst.

Die Entwicklung zur Berufsexpertin stellt eine aktive Gegenstrategie zur Burnout-Entstehung dar. Die Expertin hat einen klar definierten Tätigkeits- und Handlungsspielraum. Sie kann eine gesunde Distanz zu ihrer Arbeit behalten, zeigt aber dennoch am Arbeitsplatz ein angemessenes Engagement. Sie ist darum bemüht, ihren Arbeitsbereich angenehm zu gestalten und freundliche Kontakte im Team zu erhalten. Mit ihrer Motivation des „Lebenslangen Lernens" ist sie darum bemüht, ihre Kompetenzen stetig weiter zu entwickeln und zu festigen. Wenn sie sich überfordert fühlt, erkennt sie diese Situation und ist dazu bereit, Hilfe anzufordern und auch anzunehmen. Sie ist in der Lage, Aufgaben zu delegieren und kann klare Grenzen setzen, wenn sie feststellt, dass die Anforderungen ihre Leistungsfähigkeit überschreiten.

Die Expertin achtet darauf, dass neue Kollegen und Auszubildende mit genügend Respekt und Sorgfalt behandelt und eingearbeitet werden. In der Freizeit pflegt sie angenehme Ausgleichstätigkeiten, wie Sport und Hobbys und sie bewegt sich in gefestigten sozialen Netzen. Sie kennt individuelle effektive Entspannungstechniken und wendet diese auch regelmäßig an. Sie verfügt über ein stabiles inneres Gleichgewicht, leistet aktive Gefühlsarbeit und weist eine ausgeprägte Sensibilität für den eigenen Körper auf.

In entsprechendem organisationalen Rahmen erfüllt sie ihre Rolle als Berufsexpertin mit Zufriedenheit, Wohlbefinden und gesundem Selbstwertgefühl. Für die Organisation bedeutet es einen immensen Verlust, wenn eine Berufsexpertin von sich aus kündigt. Mit jeder erfahrenen langjährigen Mitarbeiterin die geht, entsteht eine Lücke und die Organisation verliert einen Teil des wertvollen Wissens.

Abschließend ist festzustellen, dass Einrichtungen des Sozial- und Gesundheitswesens durch die aktive Förderung der Kompetenzen ihrer Mitarbeiter und der erforderlichen Gestaltung der Arbeitsbedingungen einen wesentlichen Einfluss auf die Vermeidung von Burnout-Symptomatiken haben. Innere Stimmigkeit und Zufriedenheit im Beruf schützen am ehesten vor Burnout.

Literaturverzeichnis

Antonovsky, A. (1997). *Salutogenese* in: Bundeszentrale für gesundheitliche Aufklärung (2001). *Was erhält Menschen gesund? Antonovskys Modell der Salutogenese – Diskussionsstand und Stellenwert.* Köln: BZgA

Benner, P. (1994). *Stufen zur Pflegekompetenz – From Novice to Expert.* Bern, Göttingen, Toronto, Seattle: Verlag Hans Huber

Benner, P.; Tanner, C.A.; Chesla, C.A. (2000). *Pflegeexperten: Pflegekompetenz, klinisches Wissen und alltägliche Ethik.* Bern: Verlag Hans Huber

Benner, P.; Wrubel, J. (1997). *Pflege, Stress und Bewältigung: Gelebte Erfahrung von Gesundheit und Krankheit.* Bern: Verlag Hans Huber

Brown, C. (1995). *Professionalisierung als Chance: subjektives Belastungserleben deutscher und us-amerikanischer Intensivpflegekräfte.* Giessen: Focus-Verlag

DAK Gesundheitsreport 2000, Krankenpflege, *Arbeitsbedingungen und Gesundheit von Pflegekräften in Deutschland,* DAK Hamburg.
Verfügbar unter:
http://www.dak.de/content/dakprfirmenservice/dakgesundheitsreports.html [10.05.2005]

DAK Gesundheitsreport 2002, DAK Hamburg.
Verfügbar unter:
http://www.dak.de/content/dakprfirmenservice/dakgesundheitsreports.html [10.05.2005]

DAK Gesundheitsreport 2005, DAK Versorgungsmanagement Hamburg, in Kooperation mit dem IGES (Institut für Gesundheits- und Sozialforschung GmbH, Berlin)
Verfügbar unter:
http://www.dak.de/content/dakprfirmenservice/dakgesundheitsreports.html [10.01.2006]

Dreyfus, H., Dreyfus, S.E. (1988). *Künstliche Intelligenz: Von Grenzen der Denkmaschine und dem Wert der Intuition.* Reinbek bei Hamburg: Rowohlt.

Literaturverzeichnis

Elsholz, U. (2002). *Kompetenzentwicklung zur reflexiven Handlungsfähigkeit.* In: Dehnbostel, P., Elsholz, U., Meister, J., Meyer-Menk, J. (Hrsg.) (2002). *Vernetzte Kompetenzentwicklung: Alternative Positionen zur Weiterbildung.* S.31-43. Berlin: Edition Sigma

Friesdorf, W. (1996). *Arbeitsplatz Krankenhaus.* Verfügbar unter: http://www.awb.tu-berlin.de/forschung/ap_kh/ [10.05.2005]

Gerwin, B., Lorenz-Krause, R. (2005). *Pflege- und Krankheitsverläufe aktiv steuern und bewältigen – unter Berücksichtigung des Corbin-Strauss-Pflegemodells.* Münster: LIT Verlag

Hillebrand, H., Ingenleuf, H.-J., Brinkmann, H., Wilm, B. (2004). *Ressourcenfördernde Personalentwicklung und Optimierung der Organisationsstrukturen in Einrichtungen der stationären Altenpflege (REPOSTA)- Abschlussbericht zum Modellprojekt -.* Niedersächsische Akademie für Fachberufe im Gesundheitswesen e.V. Verfügbar unter: http://www.bmfsfj.de/RedaktionBMFSFJ/ Abteilung3/ Pdf- Anlagen/ reposta. pdf [26.05.2005]

Höge, H. (2002). *Schriftliche Arbeiten im Studium. Ein Leitfaden zur Abfassung wissenschaftlicher Texte* (2.Auflage). Stuttgart: Kohlhammer.

Kristel, K. H.. (1998). *Gesund Pflegen: Stressbewältigung und Selbstpflege.* München, Wien, Baltimore: Urban und Schwarzenberg

Leuzinger, A., Luterbacher, T. (2000). *Mitarbeiterführung im Krankenhaus. Spital, Klinik und Heim.* Bern, Göttingen, Toronto, Seattle. Verlag Hans Huber

Mayring, P. (1996), (2002). *Einführung in die qualitative Sozialforschung.* Weinheim: Psychologie Verlags Union

Neuberger, O. (1994). *Personalentwicklung.* Stuttgart: Enke

Niermeyer, R., Seyffert, M. (2002). *Motivation.* München (Planegg): Haufe Verlag GmbH & Co. KG

Reinhold, G., Lamnek, S., Recker, H. (2000). *Soziologie-Lexikon.* München: Oldenbourg

Schmidbauer, W. (2000). *Helfersyndrom und Burnout-Gefahr.* München: Urban und Fischer

Literaturverzeichnis

Schmidt, B. (2004). *Burnout in der Pflege: Risikofaktoren – Hintergründe – Selbsteinschätzung.* Stuttgart: Verlag W. Kohlhammer

Schürgers, G. (2004). *GiGS-Programm. Gesundheit im Gesundheits- und Sozialwesen.* Behandlungsprogramm der Kurklinik Möhnesee.

Siegrist, J. (1995). *Medizinische Soziologie.* 5. Auflage. München, Wien, Baltimore: Urban&Schwarzenberg

Simon, M., Tackenberg, P., Hasselhorn, H.-M., Kümmerling, A., Büscher, A., Müller, B.-H. (2005). *Auswertung der ersten Befragung der NEXT-Studie in Deutschland.* Bergische Universität Wuppertal, Private Universität Witten/Herdecke gGmbH. Verfügbar unter: www.next-study.net [26.05.2005]

Woog, P. (1998). *Chronisch Kranke pflegen. Das Corbin-Strauss-Pflegemodell.* Wiesbaden: Ullstein medical. Deutsche Ausgabe herausgegeben von Prof. Dr. Regina Lorenz-Krause

Wissenschaftliche Paperbacks
Soziologie

Klaus Ottomeyer
Ökonomische Zwänge und menschliche Beziehungen
Soziales Verhalten im Kapitalismus
Klaus Ottomeyer hat seine vielgelesene Studie zur Sozialpsychologie und Entfremdung im Kapitalismus für die Neuauflage aktualisiert. „Der Gang der kapitalistischen Wirtschaft ist im Hinblick auf die Aktienkurse schwer vorauszusagen, seine Einwirkung auf die menschliche Seele ist präzise zu berechnen" (Max Horkheimer). Die heute in den Medien und von Politikern so viel beschworene Krise von Identität hat ihre Wurzeln im „systematischen Chaos", in den widersprüchlichen Anforderungen, die aus der Arbeitswelt, der Marktwelt und der Welt des privaten Konsums resultieren. Das Gefühl der Zerrissenheit wird in der Epoche des Neoliberalismus und der Globalisierung noch gesteigert. In dieser Situation boomen trügerische Heils- und Heilungsversprechungen. Ottomeyer gibt einige Hinweise darauf, wie trotzdem Psychotherapie und allgemeiner noch: sinnvolle Lebenspraxis möglich ist.
Bd. 21, 2004, 240 S., 18,90 €, br., ISBN 3-8258-6125-2

Herwig Birg (Hg.)
Auswirkungen der demographischen Alterung und der Bevölkerungsschrumpfung auf Wirtschaft, Staat und Gesellschaft
Plenarvorträge der Jahrestagung der Deutschen Gesellschaft für Demographie an der Universität Bielefeld, 4. März 2004
Die Bevölkerungsentwicklung Deutschlands ist in den kommenden fünf Jahrzehnten von einer starken Zunahme der Älteren bei einer gleichzeitigen Schrumpfung der Jüngeren geprägt. Die sich daraus ergebende demographische Entwicklung ist irreversibel, sie läuft ab wie ein Uhrwerk. Der Zuwachs der Versorgungslasten pro Kopf der mittleren Altersgruppe ist wesentlich größer als die Entlastung durch der Rückgang der Zahl der nachwachsenden Kinder und Jugendlichen. Die Konsequenzen der Bevölkerungsentwicklung für Staat und Gesellschaft, für das soziale Sicherungssystem und das Wirtschaftswachstum, werden von den namhaftesten Experten Deutschlands, von Sozialwissenschaftlern, Volkswirten, Sozialpolitikern, Verfassungsjuristen, Demographen und Statistikern dargestellt.
Bd. 29, 2005, 144 S., 19,90 €, br., ISBN 3-8258-8261-6

Soziologie: Forschung und Wissenschaft

Reimer Gronemeyer; Michaela Fink; Marcel Globisch, Felix Schuman (Eds.)
Helping People at the End of their Lives
Hospice and Palliative Care in Europe
A comprehensive analysis of today's situation of *palliative care in Europe* is provided, including previously unidentified statistics and *standardised profiles of 16 European countries*. The analysis contains demographics, the history of hospice and palliative care, the number of current services, funding, education and training of professional staff and the role of volunteers, with an in-depth case portrayal of particular services.„A movement like that of the Hospice movement and the development of Palliative Care has led to a small revolution in Europe in the treatment and care for the terminally ill and dying. Professor Reimer Gronemeyer and his team have done well in critically analysing the contents and developments of this revolution." Stein Husebø, physician and expert in Palliative Medicine, Norway
Bd. 19, 2006, 320 S., 29,90 €, br., ISBN 3-8258-8978-5

Gerhard Stapelfeldt
Zur deutschen Ideologie
Soziologische Theorie und gesellschaftliche Entwicklung in der Bundesrepublik Deutschland
Der Text gibt eine systematische Darstellung der Entwicklung der soziologischen Theorie in der BRD von den Anfängen der Industriesoziologie über die großen Theorie-Diskussionen um 1960 und 1970 bis zur Globalisierungs-Debatte. Im Zentrum der Untersuchung steht der Nachweis, daß die deutsche Soziologie seit 1946 die nationalsozialistische Vergangenheit verdrängt und darum die jeweilige gesellschaftliche Gegenwart ideologisch verklärt, aber nicht ideologiekritisch aufgeklärt hat. Dieses Buch kann als Einführung in die Soziologie gelesen werden.
Bd. 20, 2005, 440 S., 29,90 €, br., ISBN 3-8258-9071-6

Endre Kiss; Justin Stagl (Hg.)
Nation und Nationenbildung in Österreich-Ungarn, 1848–1938: Prinzipien und Methoden
Bd. 21, 2006, 184 S., 14,90 €, br., ISBN 3-8258-9307-3

LIT Verlag Münster – Berlin – Hamburg – London – Wien
Fresnostr. 2 48159 Münster
Tel.: 0251 – 62 032 22 – Fax: 0251 – 23 19 72
e-Mail: vertrieb@lit-verlag.de – http://www.lit-verlag.de